身体をゆるめて、のんびり生きようね

常泉　房子
Fusako Tsuneizumi

文芸社

はじめに

みなさん、こんにちは！

この本を手にとってくださったあなたは男の人でしょうか？　女の人でしょうか？　私より若い人かしら？　私より先輩でしょうか？

私は整体師として仕事をしています。76歳です。２００２年に文芸社より『もっと身体と話をしよう』、２００８年に『もっと身体にありがとう！』をペンネーム和泉房子で出版しました。『もっと身体と話をしよう』は完売しましたので、２０１５年に改訂版を出版しました。

出版から何年も経ちましたが、その間、私の身体自体がいろいろと変化してきました。第3章に詳しく書きましたのでお読みください。

これまでの本で書いてきた考えは、今でも変わりません。そして昔から伝わるヨガの動きや、アインシュタインの説にますます「なるほど！」と驚嘆の声を上げています。また、どこかで読んだ「今いる地球、ここも宇宙である。わざわざ飛び出す必要はない」という言葉に、なるほどと何度もうなずいたこともあります。

どこかで、体験は報告しないと体験にならないと聞きましたので、私の体験を報告したく、また本にしようと思いました。

この本では、まず第1章でこれまでの私の本でも書いてきた基本的な考えを「質問形式」にして掲載します。第2章は実践編です。身体のことを知るテストと体操をご紹介します。第3章で私のことを少しお話しして、第4章で最近の出来事と身体の関係を書きたいと思います。ちなみにこれまでの本に出てきた友人の名前はご本人の了承を得た実名です。

この本であなたの「なるほど」の輪が広がりますように。

常泉　房子

身体をゆるめて、
のんびり生きようね

もくじ

第1章　身体のくせを治して健康に！

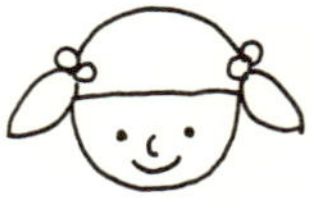

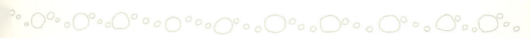

整体師だからわかることって？

私は整体師として、これまでいろいろな人の身体を手で触って感じてきました。手当てです。その体験を通して、「人は生まれたときから身体のくせを持っていて、そのくせを強くすると身体に無理がかかる」ということに気付きはじめました。

たとえば人が走るとき。実は足全体で地面を支えているわけではありません。爪先と、かかとのある一点が地面に触れているだけなのです。浮き足立っているのです。足全体で立っていないのです。行動のくせによって異なる人もいますが、前を向いて走っていると、特に親指に力がかかり、その親指の先が回転します。コマの回転を思い浮かべるとわかりやすいかと思います。つまり、足の真ん中あたりはのびていないのです。親指が回ると、頭のほうも常に回転して、身体中が一定方向に向かって回転します。腰も、内臓も同じです。

子どもたちが追いかけっこをするのも持って生まれたくせであり、一定方向へと向かうというのが「人間全体のくせ」ということになります。気付いてください。その時、人は手をにぎりしめています。

　早く走るということは、このくせを強くし、身体の奥へ無理な力を押し込み、筋肉を圧縮し、緊強状態、つまりエンジンをかけているような状態にすることになります。

　圧縮された力は飛び出す力、瞬発力となり、一定方向への回転をさらに強くします。つまり身体中でぜんまいを強く巻いているということになります。本人の意志にかかわらず、その力はますます強くなり、身体の細胞の一つひとつが、大きく一定方向へ向かう力（遠心力）に巻き込まれ、ゆるみのない状態（息とともに空気内のウイルスなども勝手に吸い込み、ゆるむ力がなくなり炭酸ガスが出せず、酸化した硬い状態）となっていきます。それが度を超すと、身体を構成している糸状（これはアインシュタインの説そのままに私がそのように観察するものですが）のものの間に吸い込んだ外気中の、いわゆる不純物（老廃物）が接着剤の役目をして身体中にたまり、鼻くそ、耳垢《みみあか》、そばかすなどになるのです。さらにもっと進むと脱水状態となっていきます。その結果、癒着し、窒息状態に近づき、息が吐き出せなくなり、身体のゆがみが強くなるのです。薬も飲み込むと老廃物となります。

　一定方向に飛び出す力が強いということは、せまいところに手や足がいってしまいやすくなるということです。また吸引力が強いと、この飛び出す力も強くなります。
すると心にも影響が出てきます。先へ先へと追求せずにいられないとか、心配しすぎるという現象が出ます。体内では行きどころのない体液が毛細血管からにじみ出てくることになります。身体のくせによって、さまざまな状態が引き起こされるのです。

少年院などに送られた悪いことをした少年少女たちも、体のくせを直さないとまた悪いことをしてしまうそうです。以前、戦争から帰ってきた兵隊さんが、となりで寝ている奥さんの首をしめそうになったという事件（アメリカでは子どもの首しめごっこがはやっているとか）がありました。これも拳銃をにぎりしめて人を殺していたくせからです。大地に手や身体を広げて、ほどきましょう。

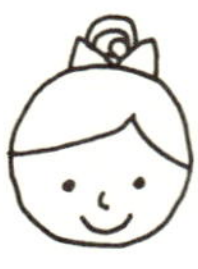

赤ちゃんはなぜ、手をにぎりしめているの？

赤ちゃんが生まれたときにしている手のにぎり方。これも私は、ご両親、先祖の方々の行動のくせを受けついでいると観察しています。いぼや硬いしこり状のものが親子で同じところにあったりすることからも、それを推察できると思うのです。

おはしで食事をする民族、手でそのまま食べる民族、ナイフやフォークを使う民族とでは、手の動かし方が違います。おはしは、どちらかというと身体の前のほうに力が向き、ナイフやフォークは背のほうへ向かいます。私はその手の動かし方、力の向かう方向が、その民族の病の特徴を形づくっているように思うのです。おはしを使う民族は胃の部分が硬くなりやすく、ナイフとフォークの民族はすい臓のほうに力が行き、すい炎を起こしやすいそうです。ご自分で動作をしてみてください。あるとき、民族学を研究している人が、この私の見方がおもしろいと言ってくださいました。

赤ちゃんの場合は、生まれながらにして、ものをつかみ入れようとする自分の身体のくせなどはまったく自覚していませんから、にぎりしめた方向へ常に力をかけています。くせはくせを呼び、見えない身体の中心に向かって圧力をかけます。

この現象を私は勝手に〝にぎりしめ症候群〟と名付けました。

にぎりしめる力は手だけの問題ではありません。力は連動し、わきの下をしめ、股関節をしめ、あごをしめつけ、血管も収縮し……とさまざまな影響を与えます。

このように余儀なく圧縮、緊張を強いられてゆがんだ身体の力は、本人の意志ではなく、強いられた緊張の力の先へと方向を決めます。そして、鋭い力となってほかの物体（人の身体も含む）にぶつかり、ぶつかった対象が硬いものであれば、その硬い力をもろに受け、おたがいに傷つきます。

昔、問題になった赤ちゃんのうつぶせ寝の事故も、このにぎりしめる力が自分の身体をしめつけたのではないでしょうか？　うつぶせであっても手を広げていれば、わきの下や首にゆるみができ、寝返りがうてるはずなのです。亡くなられた日野原先生はうつぶせ寝をすすめておられました。きっと先生は手を広げて寝ておられたのでは？

普段から手を広げるくせをつけるようにしてあげてください。赤ちゃんの手のひらとお母さんの手のひらを合わせるとか。

私たちは生まれたときから身体が硬くなっています。人間は進化によっても身体が硬くなっています。物をにぎりしめるくせは生まれたときからあるのです。赤ちゃんの手を触るとギュッとにぎり返してきます。すると身体はもっともっと硬くなり、息（酸素など）がどんどん身体の中に入り込み、にぎりしめる→炎症→窒息を起こします。病気はこの炎症から生まれます。

人は窒息によって死に至ります。例として、下痢、便秘、赤痢、肺炎、にきび、口内炎、過呼吸、うつ病、精神的な病気……など重篤な病気へと進んでしまうこともあるのです。ですからほとんどの病気は、手をにぎりしめる→過呼吸が大本の原因とも考えられます。

赤ちゃんもお母さんもお父さんも全員参加で、そのにぎりしめる力をあの手、この手で修正し、身体が広がり、温まる方向へ向けましょう。気功、整体、ヨガ、ハリ、真向法、マイナスイオン……などのほか、たとえば足の裏と裏を合わせる、手の甲と甲を合わせるなどの簡単な方法から始めましょう。少しずつ行動が変わっていきます。

また、簡単な生活習慣のことで言うと、お母さんたちは、赤ちゃんが手を広げて眠るようにしてあげてください。うつぶせであっても、手を広げて寝ていれば大丈夫です。また、おしゃぶりはやめましょう。おしゃぶりは、人がもともともっている吸い込む力をより強くしてしまいます。最近の赤ちゃんは、お母さんのおっぱいに痛いほど吸いつくのだそうです。これは、本人は窒素しやすいということです。また、おしゃぶりをすると、口を開くことができなくなります。

大人の方たちは、手をにぎる行動がたくさんありますね。ネクタイをしめたり、電車の吊革につかまったり、鉛筆もにぎりますね。日々の生活のことは、きっぱりやめるということはできないと思うので、その分、両手をぶらぶらさせる、首を左右に振るなどの簡単な運動がおすすめです。手と手を合わせたり、じん臓が悪くない人はいないので背中のじん臓のところに手をあてる習慣を持つことも、毎日していただきたいと思います。

よく考えてみてください。人は手をにぎることで物を造り出し進化してきたと言えませんか？　すると進化することはかえっておそろしいということも言えないでしょうか？

くせがあるとよくないの？

というわけでくせがあると、身体に偏りがでてきます。

私たちがいつも何気なくしている動作が健康に関係するというのは、今までお話ししたとおりです。

たとえば、仕事や趣味でさまざまな姿勢をします。立ち方一つでも、重心をどこにかけるかで身体全体に与える影響は大きいものです。かかとだけに重心をかけて立つ人は、お尻がとがっていて、首のつけ根が硬く、仰向けに寝ようとすると、お尻とか首が痛くて寝られません。反対に足の爪先に重心をいつもかけている（車のアクセルなど）人は、爪が小さくかたまってきます。ついでに言いますと、親指の爪（手も足も）は東洋医学では頭を表わします。身体の傾きが、そのままそれぞれの部位に影響を及ぼしているのです。

また、そういう力を入れすぎた人は腕組みをしやすく、わきが硬くなり、風邪を引きやすくなったり、肺ぜんそく、心臓病、乳がんなどにもなりやすいと思われます。

正しい立ち方（38ページ）で説明するように、足の土踏まずで立ち、地面を足全体で踏みつけ、頭のてっぺんにある百会《ひゃくえ》から天に伸びているつもりで立ちましょう。

また、ハの字のように立つくせのある人は、前頭葉《ぜんとうよう》に重心が集まります。すると、前に転びやすくなります。

座るときには、尾骨に力を入れ、しっかり上半身を支えて、足は地面を全面で踏んで、頭は立っているときと同じです。車の運転をするときは、やはり尾骨に力を入れ、ハンドルは手の小指に力を入れてにぎります。

納得がいくまで、自分の身体に聞いてみてください。手足を伸ばし、空を見て、仰向けに寝てみるだけで身体は喜んでいますよ。

姿勢だけでなく、くせと身体と病気は密接な関係があります。

手を同じ方向に使っていたり、いつも上半身を傾けているような人の場合は、身体が一定方向にねじれやすく、顔全体も、目、鼻、耳、口もねじれます。ねじれの強い人の耳などを触ると、何度もくしゃみが出ることがあります。触られた人は、「むずむずする」と言います。そして、かゆく感じたりもするようです。くしゃみをすることによって、中にたまっていたアレルゲンが解放されて出てきたのです。

頬杖を突くと手の関節に圧力がかかり、肩も同様の状態となります。そして重力が加わり、身体中が回転し、首が硬くなり、それが目や鼻にも伝わり、肩こり、腱鞘炎《けんしょうえん》、頭痛、花粉症、のどの炎症、口内炎、不定愁訴、にきびなどいろいろなものを引き起こすのです。

ちなみに寝るときの枕《まくら》はしないことをおすすめします。もし枕なしでは寝にくいという方は、ごくうすい枕にしてみてください。とにかく首にかかる負担を軽くすることが大切です。身体の中の老廃物（鼻水、たん、鼻くそ、お小水、宿便等）が色々なかたちで出てきます。老廃物は息を吐き、身体をゆるめるとたくさん出てくるのです。

身体はいつも動いていますから、上手につき合ってあげればよいのですが、傾きや無理な圧力をかけると、その部分が硬くなります。硬くなった部分は、内へ内へと押し固められます。また、横座りなど悪いねじれを作る動作によって圧力を加えると、ひざの上のほうと下のほうにあった筋肉が、またその上に集まってきて硬くなってしまいます。

人の身体は、一度傾きかけると限りなく傾きます。各人のくせで傾き硬くなる部位は違いますが、目に見えない内臓にも影響が出てきます。その果てしない圧力が、脳梗塞《のうこうそく》やがんにつながるのです。ですから、支え合いという考え方より、自立できるようにすることのほうが大切なのです。支え合いより〝ゆるめ愛〟です。くせは犯罪も起こします。先程も書きましたが、戦争から帰ってきた兵隊さんがとなりで寝ていた奥さんの首をしめそうになったとか。それはいつも拳銃を手でにぎっていたくせの結果です。

じっくり自分自身の動作を自分で観察してみましょう。小さいころからの積み重ねが今の身体を作っています。身体が喜ぶ動作をすることが、健康につながります。まずは、身体に無理な姿勢をなるべくしないことです。これは、運動会で1等賞を取るとか、ゴルフでよいスコアを出すとか、筋肉を鍛えるためにボディビルをするとかとはまったく意味が違います。

中国では、気の流れがいいと病気にならないということを言います。身体を伸び伸びさせてあげる、気持ちよく息ができる。それには、中国に伝わる気功などが適しています。

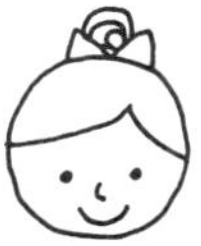

スポーツをすると健康になれるのか？

スポーツなど、わきの筋肉や手の甲、親指の筋肉などをどんどん中に縮める動作は、身体に緊張や無理を与えています。

マラソンのように一定の方向に手を振る動きをするスポーツは、わきをしぼっています。

みなさんは自分の身体にいいと思ってやっていますが、それはたいてい身体を硬くしているのです。息を吐きにくくしているのです。

スポーツをしている人は短命の人が多いということです。そして仕事としてスポーツをしている人は何らかのかたちでマッサージ、灸、ハリなどで体をいたわりながら、スポーツをしているので、何とか体がもっていると言えます。

スポーツをしている方は、鍛えた硬い筋肉がよいと考えていると思いますが、硬くすることによって窒息状態を作っています。そのため、しぼられすぎて目が充血して赤くなることもあります。反対にあまりにしぼり上げていた人のねじれがヨガや整体、マイナスイオンなどの効果によって戻ってくると、たまっていた老廃物がゆるみ返して目やになどになって出てくることもあります。わかりにくいかもしれませんが物の出方にはしぼり出していきおい良く出る出方と、ゆるみ出してゆるゆると出る出方があるのです。後者は好転反応です。

東洋医学の先生は、「気功をやったときやマッサージをしたときなどには、尿がにごったり泡が出るということがあっても、老廃物が出たのだから心配ないですよ」と言いますが、私も施術後の患者さんに対し、同様のことを話しています。私自身もそういう体験をしています。

スポーツ選手の行動、たとえば砲丸投げなどを観察してみてください。身体を強くひねって遠心力で球を投げています。職業的なもの、たとえば電車の運転手さんなどは、いつも前を見て線路を見つめ、決まった時間に決まったホームの決まった位置に電車を止めます。目は一定方向だけを見ているのですから首も固まります。頭も同様です。人間が便利だと思って使っているものは、体にかえって負担をかけているということになります。

自分で自分のふだんの動きを観察してみましょう。わきをしめ、足のつけ根をしめつけていませんか？　私の友人で飛行機のパイロットを長年していた人がいて、定年後、身体中が硬くなり、歩けなくなった人がいます。スピードをあげている乗りものに乗っていると、体に支障が出るというアインシュタインの説になるほど！　と思いました。

寿命は延びているけど、昔と今、どちらが健康？

昔のほうが健康です。酸素などを吸い込みすぎ、私たちの身体はどんどん「酸化」しています。

私たちの身体は、昔はもっとゆるやかでした。しかし、人が進化と共にさまざまな仕事などをするようになってから、息を吐くことが少なくなり、身体の中に酸化物（老廃物とも言われる。活性酸素とも）がびっくりするほどたまってしまったと私は推察します。人は進化するたびに身体を酸化物で固めてしまったのではないでしょうか。何かを吸い込むのは、私たちの持って生まれたくせでもあるのです。

まずは、このくせを、息を吐くくせに変えましょう。平らなところで仰向けになって、ゆっくり息を吐きます。地球の表面に横になっているイメージです。すると安心感が生まれるはずです。

すると、今まで息を吸い込みすぎていたことで、内へ内へとためていた酸化物が外に出てきます。具体的には排尿とあくびが増えます。分解され、水と炭酸ガスになるのです。そうです、あくびは深呼吸です。あくびが出ないのは、深呼吸をしていないということです。そして、身体は軽くなります。『生命にとって酸素とは何か』（小城勝相、講談社）という本にも、酸素を吸いすぎると毒になると書いてありました。

先の「人は進化とともに、身体が酸化する」という私の考えは、息を吸いすぎたことによる最大の弊害とも言えます。そのほかにも酸化の原因となる人間のくせや、その結果と考えられるものは次のようなものがあります。

・身体が硬くなる（酸化でもあり進化でもある）
・息が吐けない、吸い込みすぎる（ひきつけ）
・記憶力が良すぎる（脳にため込む）
・理解力が良すぎる（疑問を感じない）
・運動能力がありすぎる（ゆっくりできない、動き回る元気）
・物を引っ張る力が強くなる
・風呂などにゆっくり入れない
・人をつねる
・太る、痩せる
・物の見方が集中しすぎている、細部へ入り込む
・前しか見えない、追求心が多すぎる
・人に対して親切でありすぎる
・顔の雰囲気も含め、身体が鋭角的になる
・小顔になる（進化するたびに頭がい骨は小さく固まってきた）
・人の話がうるさく感じる（感じすぎる）

・身体の表面でしか痛さを感じない
・病気になりやすい（にきび、蓄膿症、がん、うつ病なども）（風邪は病ではない）
・攻撃せずにいられない
・何事にも速さを求める、せっかち（スポーツをする）
・歯ぎしりをする
・のぼせる、あるいは冷える（のぼせと冷えは同じです）
・浮き足立っている（地に足をつけていない）
・追いかけられる夢、穴に落ち込む夢を見る
・プラスのエネルギーが強くなる
・ゆっくりと寝ていられない

酸化しすぎた身体は本来、自然な状態とは言えません。自然な状態に還元するためには、日常生活の中での心がけが大切です。

・息を吐く
・身体をほぐす

・すぐ理解できないものは、ゆっくりと考える、すぐに答えを出さない
・ゆっくりした動きを心がける（能、ヨガ、気功、真向法）
・ゆっくりできる元気を持つ（元気にはゆっくり元気とせっかち元気がある）
・マイナスイオン（広げる、ゆるむ力）を強くする
・身体全体で温まる
・手のひらを開く
・地球の表面にちゃんと足をつけるイメージをする
・視野を広く見る
・首をまわす
・細部にこだわらずゆるやかにとらえる
・自分も楽にならなければ人助けはできないという気持ちを持つ
・大らかに人の話を聞く
・身体の奥を意識する
・ゆったり眠る
・とうがらし、ハーブを摂る（ゆるみ広げる力がある）
・東洋医学の考え方を大切にする

これらのことは意識して続けることが大切です。

私の家の近くは、川の靄《もや》が立ち込めることがあり、春にはウグイスの声が聞こえることもあります。ここでまた、川の水が靄になる＝気体になることから、私たちの身体から炭酸ガスが出る＝体内で固まっていたものが分解されて、身体が気体となり、広がろうとしているのではないかと、それが自然ではないのかと思えてきます。平らなところに寝ころんで、ぜんまいを巻き戻すように吐きだしましょう。

ガスは空気に漂っているのが自然です。それを人工的に追いかけてなくそうとするのは、違うのではないか。追いかけて封じ込めたら、どこかでまた、とんでもないことが起きるのではないか、そう思うのです。

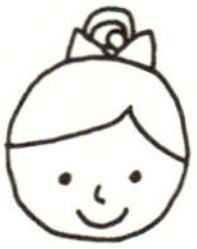

身体にいい呼吸の仕方を教えて！

息を吐くことが大切です。

私たちがなにか一つの目標に向かって一生懸命行動をしているとき、息を吐く動作はせず、吸い込む動作をしています。たとえば、掃除機の中にごみが圧縮してたまることを想像してみてください。吸い込むだけだと、吸うたびに外からの不用なものをどんどん取り込み、身体は硬くなる↓冷えて固まる↓ゆるませる力は出てこなくなり、ますます冷えます。この場合の息というのは、酸素や食べ物すべてのものと解釈してください。

私たちは自分の身体の状態を考えに入れないで、塩分は良くない、砂糖は太る、炭酸ガスは悪い、肉は身体を冷やす、タバコは悪い、酒は悪い、カルシウムが足りない、昔は食用とされていたきのこが毒きのことなる、花粉は悪い……等々言っています。砂糖、食塩、酸素、タバコ、花粉も、自分の身体が息を吸うことばかりしていたら、体内に入りすぎるということになりませんか？　入りすぎて体内にたまりすぎたとしても、それは砂糖や食塩、タバコなどのせいだけではありません。根本的には、息を吸いすぎていることが原因なのです。

１９８０年代の後半に、学校や住宅などの壁面に吹き付けられたアスベストが大きな社会問題になったのを覚えている方も多いと思います。アスベストは吸い込むと肺がんや中皮腫などを引き起こしてしまう物質です。このアスベスト問題で、息を吸いすぎることの弊害という私の考えは正しかったと実感しています。ウイルスが悪いのではありません。

吸いすぎている身体が悪いのです。

また、スポーツは身体に無理がかかることのほかに、息を吸い込みすぎることでもよくありません。ある新聞記事には、若い人たちは、息を吸いすぎて、身体に石灰がたまっているという記述もありました。スポーツへの見方が変わってきませんか？

まずは、いつも緊張して素直（？）に吸い込みやすく硬くなっている（がんばりすぎている）自分の身体を見直しましょう。息を吐くということは、身体をゆるめることにつながります。

いつも意識的に息を吐くようにすると、あくびやお小水もよく出るようになります。私もそうでした。また、身体がよくなっていくにつれ、目やにがたくさん出るようになりました。このように息を吸い込みすぎたことで体内に取り込まれたものが外に出る、排出されるということは身体によい影響を与えてくれるはずです。

西洋医学と東洋医学では、呼吸に関するとらえ方が異なります。西洋医学では、呼吸は単に酸素を体内に入れて二酸化炭素を出すというエネルギー代謝の現象ととらえます。一方の東洋医学では、簡潔に言えば、息を吐くことは排泄の一種ととらえ、体内の汚れたもの（たまったほこりやこびりついたサビなど）を出して体内環境を整える大切な行為ととらえているのです。このあたりのことは、西洋医学のお医者さんは理解しようとしていないのではないでしょうか。私は、東洋医学の考え方を大切にしてほしいと思います。

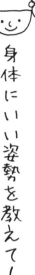

身体にいい姿勢を教えて！

手を広げて寝た状態はよい状態です。人は立ってから病気が出てきたと言われます。前にも言いましたが、覚えていますか？　寝る状態を保てると、気持ちの安定感が出てきます。

私は施術をしていく中で、赤ちゃんのときからゆっくり大地に寝ていられない、身体が硬い、一つのことに考えが集中しすぎていて融通が利かない、という人が多いのを感じています。これを、私は、「まあいいや」とは考えられないのです。

たとえば、生まれたときから人は先祖のくせを受けついでいるので、そのくせを直す動きをしていくことが大切です。

足の裏と裏を合わせる、手の甲と甲を合わせる、手と手を合わせる、足と頭をつけるようにする……。できてもできなくても、そういう状態を作るように動かしていきましょう。

今まで使っていなかった筋肉が縮んでいたところが広がりはじめ、痛く感じますが、これは麻痺《まひ》していた感覚を取り戻してきたということです。つまり「好転反応」です。

本書の68～69ページに掲載した寝たままする動きをして、身体が少しずつよくなっていくと、平らなところでゆっくり寝られる状態になっていきます。足裏も広がっていきます。そして、土踏まずと言われるところが柔らかくなってきて、地面をちゃんと支えられるようになります。

身体を伸ばして、大きなあくびをして、身体の中にたまりすぎていた老廃物と言われるものをどんどん出していくと、動作がゆっくりとしてきます。

もっとゆっくり過ごすことを心がけましょう。ゆっくりしてあくびもしましょう。赤ちゃんがおなかにいる人は、本人がゆっくりすることが、おなかの赤ちゃんのためです。おたがいにゆっくりする。自分の身体は、自分でゆっくりして良くしていくのです。人を助ける前に、自分自身をまず大切にしましょう。助け合いはゆるめ合いです。

忙しい生活で、自分で自分がわからなくなってしまっては、せっかくの身体が泣いてしまいます。みんなで身体をほどきましょう。寝湯でお風呂に入ってゆっくり空を見てみましょう。「ほどく」は、仏様につながるのだとか。昔の言い伝えを振り返ってみましょう。

気づいていただけましたか？　自分をほどく動きは、相手もほどきます。そして体をほどけば考え方もほどけます。考えるとき手を広げ、大空を見ながら考えましょう。
考えを大空に広げましょう。手を広げてうつぶせ寝で地球の中を見るように。

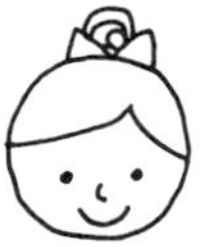

仏様の身体はどうしてあんな姿をしているの？

仏様は緊張をゆるめています。

私はかねてから、仏様はどうしてあのような姿をしているのかを不思議に思っていました。仏様の耳は豊かな耳たぶをしています。耳たぶには、頭のツボがあると東洋医学では言われています。

実際にいろいろな仏像の形を真似《まね》してみました。手指をいわゆる〝印を結ぶ〟状態にしてみましょう。さまざまなスタイルがありますが、どれも緊張をゆるめるポーズなのです。

このような姿勢があるということは、昔の人たちにも、気の流れなどが目に見えていたのではないでしょうか？　今はそのような見方をする人が少ないので、関心を持つ人は少ないのでしょうが、昔の人のやっていたことを研究するのは大切なことです。

仏様の手足は小指も長いですね。人は、仕事や研究などと言いながら、手をねじり、力を一つに集めてなにかをしてきました。そのために、小指のほうは手の奥へとねじり込まれて短くなったのです。仏様は扁平足《へんぺいそく》です。

仏様は私たちに、仏様のような姿勢をして、ゆっくり、なににもとらわれずに、大きな自然界と一緒になってゆっくりしなさいと、おっしゃっているような気がしてなりません。曼陀羅《まんだら》図という図がありますが、よく見ると一人ひとりの仏様はみな身体をゆるめていらっしゃいます。ゆるめた身体でおたがいの身体もゆるめ合っている、ということではないかと思うのです。

このような私の思いを、何人かの人は、私が身体を手で診《み》ることで理解してくれます。その人たちは、気持ちがよくなったり、身体が柔らかくなって、時には温かさが身体を巡っていくように感じるようです。

そして、「胃とつながっているとされる足の部分をそっと触ると、胃が温かく感じるようになる。中国の人の知恵はすごい」とか、「きっと昔の人は、身体の動きが見えたのではないかしら」などという会話になるのです。身体の状態の変化から出てくる声――大切な体験です。仏様の身体の状態は、いろいろ興味のつきないことばかりです。例えば手の指のつけ根に水かきのようなものがあるのに気がつきませんか？　仏様の髪の毛状のものは、螺髪《らほつ》といって、髪の毛ではないそうですよ。仏様の話は奥が深いので、また何かのおりに一緒に考えてみたいですね。

身体にいい立ち方、歩き方を教えて！

身体をしっかり支え、偏らないように。

私は人の身体に対する興味から、時々ハリの先生の手伝いをし、ボランティアする中で、東洋医学の知識が少し頭に入っていました。それでもいまだに身体は不思議のかたまりで、いろいろな人に触るたびに驚かされることがあります。

まず、人は立ち方で足の裏の硬さが全然違うのです。足の重心のかけ方で、身体のどの部分に力がかかるかが変わってくるのでしょう。

かかととかかとをつけて立つくせのある人は、お尻が硬く、とがったような形になってきます。そして、背中や首の後ろ、耳の後ろまでが硬くなってきます。農家の人のように、前に重心をかけてうつむきがちに仕事をする人は親指が硬くなります。

この硬いという感覚は、見かけだけではもちろんわかりませんし、自分の身体しか触ることのない人だと、ごく普通のこととして見逃してしまうでしょう。
たとえば、かかとをつけて立つくせのある人は腕組みをしやすく、それによってわきの下が硬くなり、風邪をひきやすくなったり、後ろに転びやすくなります。それは、そこに風邪の経絡があり、それをふさいでしまうからです。

中腰で仕事をする人は、手の甲が厚くなり、心筋梗塞を起こしやすくなります。それは、手の甲にある心臓のつぼをふさいでしまうからなのです。

私のことで言えば、良性のポリープと言われるものがのどにあって異常を感じたことと、子宮が硬くなり、子宮筋腫になったことには関係がある、と私の身体は言っていました。良性とか悪性とかはどのように人が決めるのでしょうか。私は身体がほどけるほうに回っていればポリープはほどけると感じます。現在は、足のつけ根のあたりが柔らかくなってきました。歩き方もだんだん変わり、足が大きくなり、足底で地球にちゃんと立っています。地表に当たる部分が広くなっています。

身体がゆるむと、歩き方も変わってきます。歩き方の本にあるようにアキレス腱《けん》を伸ばし、かかとから地面につけて歩くようになってきます。しかし、やらなくても変わったんじゃないか、と私の弟などは言います。たしかにやる前とやったあとを比べた写真を撮っているわけではないので証明することはできないのですが、触ると柔らかくはなっていますし、靴の減り方が変わったりしているのです。また、つんのめるように歩いていたくせが、気づくとかかとのほうにも力を入れて歩くように変わっていくことに気づきます。

では、よい立ち方をご紹介します。まず両脚の間に風船をはさんだつもりで、両脚を平行にして立ち、その風船を両方のひざで割ったつもりになってください。そして、あごを引いて、手のひらを地面に向けるようにします。そのとき、自分の身体をよく観察してみてください。重心が土踏まずにきているはずです。この状態は、足全体で地面を踏んでいることになります。身体のどこにも無理な力を入れていない状態で、力が分散しているとも言えます。たとえば、人に後ろから押されたとしても転びにくくなります。

背中が伸び、首も伸び、おなかは出さないように注意して。頭のてっぺんにある百会のツボから糸で操り人形のようにつられている状態です。

この立ち方ができにくい人は、できにくい姿勢を今まで自分で作ってきたということになります。

少しずつでもいいので、アキレス腱は伸ばすようにしましょう。このようにしていると、O脚の人も少しずつ改善されていきます。そして、足底が広がって大きくなってきます。手のひらも連動して広がるのです。

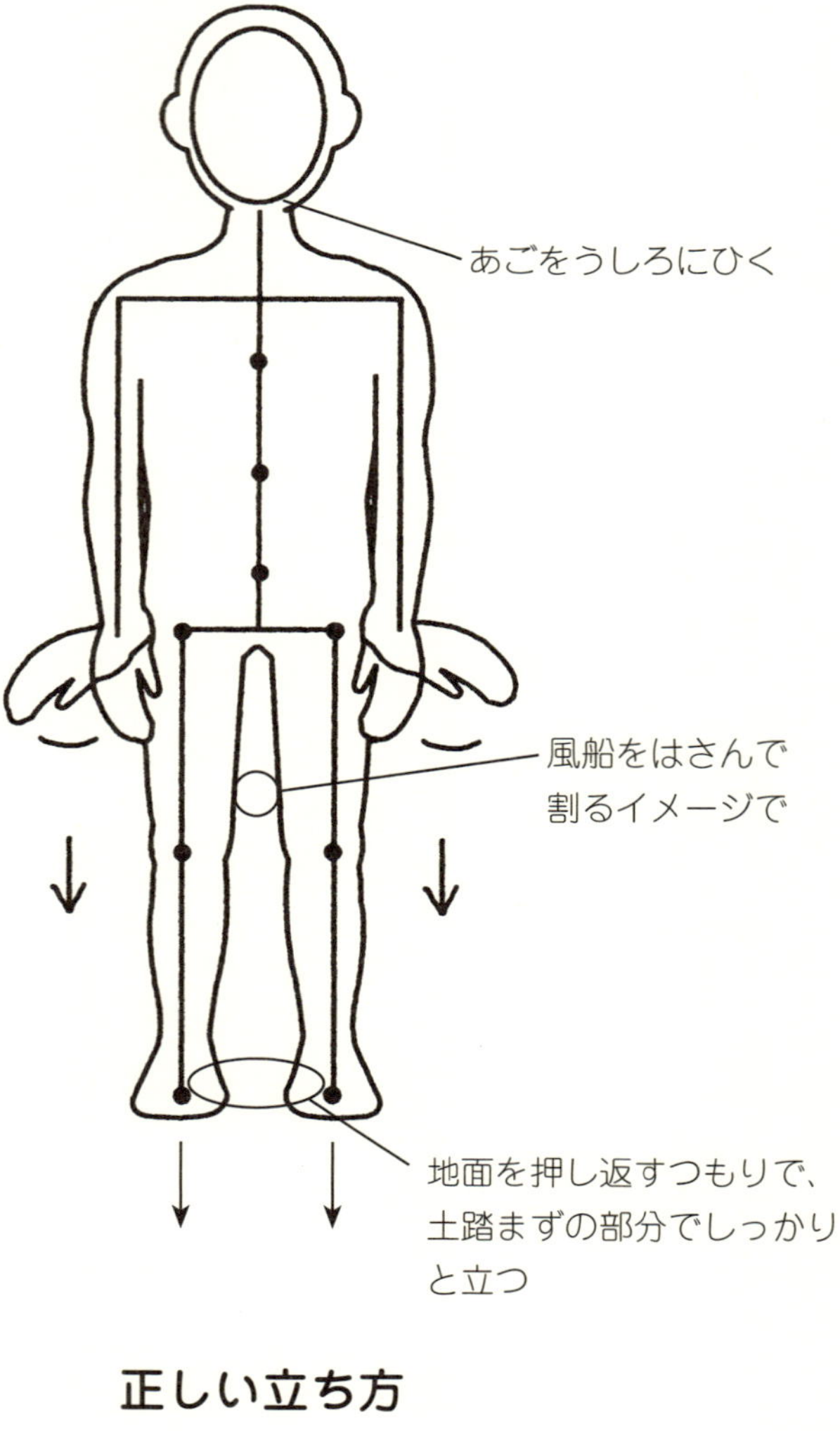

正しい立ち方

また、このような正しい立ち姿勢ができていないということは、自立してしっかり立てていないということでもあります。たとえば、あるところに二人の女の子がいました。一人の子はもう一人の子に寄りかかって立っていました。しばらくして寄りかかられたほうの子が急にそこをどいたら、寄りかかっていた子が後ろに倒れて、後ろにあったガラス戸に頭をぶつけ、ガラス戸が壊れました。幸いたいしたことがなくてすみましたが、もしガラス戸の外にあったコンクリートに頭をぶつけていたら大変なことになるところでした。

これはだれのせい？　ということではなく、重要なのは、寄りかかっていた女の子が、ちゃんと立っていなかった（自立していなかった）という点に注目してほしいのです。

一般的には、かかとに重心をかけてかかと同士がくっつき、時計の10時10分の角度で立つ人がとても多いようです。重心がかかとにかかると、足を外側に回転させることになります。この姿勢では、かかとが硬くなり、小指が小さくなってしまいます。自分では気づかないのですが、身体全体が傾き、一定方向への回転を作ってしまうのです。

そして、後ろに引っくり返りそうになるので、バランスを取るために腕組みをするようになります。腕組みをするということは、胸のあたりを押し込んで肺や心臓をいじめていることになります。あごが出て、首を無理に縮め、頭全体も無理に縮めています。手も足も頭も同じ状態になっているのです。

逆に、つま先に重心をかけてつま先同士をくっつける、漢数字の八の字のような立ち方をする人もいます。この場合は、親指が大きくなり、爪先が硬くなります。すると、親指のつけ根が硬くなり、首も同様の状態です。頭が前に突き出て、頭が縮まります。そして、バランスが取りにくいために前に転びやすくなり、舌を出したりするようになるのです。

このような立ち姿勢は、回転が回転を呼び、足の甲が高くなります。また、手に厚みが出て、身体も同じように厚みが出ます。手や身体に厚みが出るということは、その部分のツボをふさいでしまうので、身体によくない影響が出てしまいます。

子どもの成長期によく足のひざが痛いということがありますが、これも、足の重心のかけ方が違うのではないでしょうか？　ひざが痛い子どもさんの足の様子をよく観察してみると、足の土踏まずで立っていないようです。ということは、扁平足のほうがよいということになりそうです。

ヨガや、座禅、気功などの息が吐けて、安定した動きができる、こうした動きを小さいときから身につけさせてあげることが一番大切だと思います。この安定した動きができないことによって、いじめも、いじめられる状態も起こります。両方とも被害者です。ゆるむことを覚えると、一つのところに集中していた力が、分散されます。

また、さらに言えば、椅子の座り方も大切です。彫刻家ロダンの「考える人」のポーズは、身体全体をねじって身体をいじめていることになります。椅子に座るときは、ひじをついたり足を組むことはなるべくやめましょう。

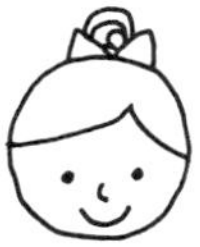

健康な人ってどういう人?

気長に身体によい習慣を心がけている人です。

では、病気とはなんでしょうか？　これは一言ではとても言い尽くせないことだと思います。

「病は気から」

「気が詰まる」

「気の流れがよければ病気にならない」

などと言いますね。やはり、気と病気とは密接な関係があります。

脳梗塞、心筋梗塞、などが気づかないうちに進行し、それこそ、入院してお医者さんに診てもらっているのにもかかわらず、2、3時間前まで看護師さんと話をしていたのにベッドの上で亡くなったという話も聞きます。同じ方向へねじる動作ばかりしていると、痛さを感じないか、感じていてもそのうちにしびれて麻痺して感じなくなり、気づかなかったということです。体は糸状のものでできています。以前出版した本の中に爪がほぐれている写真があります。

また、病気が治ったと言われ、安心していたら、今度は違う病気になったということもあります。名前が変わっても身体は一つです。私たちは長い間に、息を吸い込みすぎる、吸収しすぎるという身体のくせをつくっていて、自分で身体を硬くしすぎているのです。そこへ薬や注射などをすると、ますます身体は硬くなり、窒息状態になります。

いくつかを考え合わせてみると、一度や二度ハリをしたから治ったとか、マッサージをしたから大丈夫とかではなく、健康でいるためには、患者さん本人が気長に身体をゆるめる習慣をつくることが大切です。

生まれつきの体型は人によって違いがあります。両親に身体のくせがない人などはいませんし、その二人から生まれた子どもにも、同じくせが出てしまうのです。そう考えると、生まれつき目が見えない方などは、たぶん糸のもつれを受けついでしまっているのではないかと思うのです。私自身の体験では、平らなところでごろごろしていたら、目が良くなりました。いわゆる目力《めぢから》が強いと言われる人は、目に強い負担をかけています。目の悪い方は、親指の爪が硬いはずです。平らなところで身体全体をほぐしましょう。力を解放していないということです。

私は、長生きをする人というのはどういう人なのだろうと考え、そのような人に会うと姿勢をじっと見て、ついそういう人の身体を触ってみたいと思ってしまいます。

そしてまた、病気の人の身体も触ってみたくなります。それは、病気と姿勢がすべて関係しているように思えるからです。実際に、身体をゆるめていくと、考え方にもゆるみが出てくる人を私は多く見てきました。そしてゆるめるときに好転反応が出てあちこち痛くなります。また、かゆくもなります。体はよろこんでいるのです。

一人でも多くの人がこのことを理解し、身体を広げ、気のもつれのようなものをゆっくりと戻して、気持ちのよい生活を送ってほしいと願います。

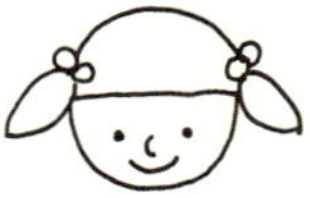

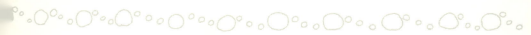

お父さん・お母さんにできることってあるの？

小さいときから身体をゆるめる動作、基本時には一般の気功の動作と同じです。ご自身の体もゆるめて（手を広げて）子どもの身体を触ってあげてください。

今までの私の体験を通して、子どもたちを手で触ってあげるということは、昔の人の知恵で、本当に大切です。ゴリラのまねをして胸を平手でパンパンたたくなども。

おなかが痛かったらゆっくりにぎりしめずに広げた手のひらで温めてあげてください。その気持ち良さを子どもは、お母さんの愛情と一緒に身体に覚えさせていくのではないでしょうか。触れることは人の本能だと思います。子どものくせがあまりひどくなっていない小さなうちに、無理にではなく、ゆっくりと触ってあげてください。触ることによって、お母さんたちも子どもの身体の状態がわかってくると思います。また、例えば平らなところで頭と頭をくっつけて寝るのもよいでしょう。

にぎりしめるのではなく、またださしめるのでもなく、ビンのふたを開ける方向に身体を広げるくせをつけてあげてください。身体が広がれば、自然に深呼吸をすることになりますね。あくびをたくさん出しましょう。

また、今まで無理な姿勢をしていた分、もしかすると、くしゃみが出たり、のどが痛くなったりするかもしれません。そんなときには、ゆっくりアキレス腱を伸ばす、手を伸ばす、温めるなどをしてあげてください。平らなところ（地球の表面）で寝るのはもちろんです。

わきの下や耳の後ろ、お尻、指先が柔らかくなってきたら、それは少しずつ身体がほどけているのです。柔らかくなったところを手でひっぱると、中へ入りこんでいた糸がほどけます。

また、柔らかくなると、かゆみを感じることもあります。

けっしてにぎりしめないこと。にぎりしめると身体は硬くなります。

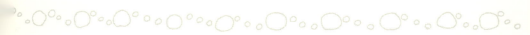

いいお医者さんって、どんなお医者さん？

身体を手で診てくれるお医者さんがおすすめです。

今の子どもたちの中には、お医者さんの見解では問題はないけれど、ものが二重に見えたりする子どもが多い、という新聞記事を読みました。

私には、お医者さんのデータの取り方が、人間の決めた基準で決めつけている気がするのです。ある一定の見方からすると悪くないけれど、たしかに二重に見えているのだからどこかは悪いに違いありません。お医者さんはそんなことはあり得ないとおっしゃいます。

お医者さんは、

「今の機械がもっと進まないと、そこまでわからないんです」

と答えています。

私は、そういう問題ではないと思います。機械が進歩するほど細かいことを追いかけて全体が見えなくなります。

まずは自分の手を広げて、触ってほしいと思います。そのお医者さんがたまたま一人を触ったとしても、普段から目の悪い人の多くを触っていないでしょうから、どう違うのかが比べられず、どんな状態かがわからないと思うのです。いろいろな人を触ってみないから、疑問も感じないのでしょう。

だからそのお医者さんにはわからないでしょうが、目が、糸くずがしぼられたような状態で硬いのです。そして、手で触るとつめたく冷えています。

患者さん本人は自分のことしか知らないので、だいたいこんなものだと思っているのです。だから病院に行くしかないと思うでしょう。それでよいのでしょうか。

さらに、お医者さんは機械のみで見ていて、実際の患者さんの身体を目で見て、観察もしていないように思えるのです。日本ではお医者さんは偉いとされていますが、「お医者さん」だからすべてのことを知っているということではない気がします。

私は整体の勉強を始めて、いろいろなことを習い、卒業して、いろいろな人を触ったときに、自分の見方で診て構わないのだなということが、だんだんわかってきました。

私が触ってさし上げて、気持ちいいという人がいて、また、少しずつ上がらなかった手が上げられるようになる人がいるのです。

たくさんの人を観察してみて、立ち方によってかかとの様子が違うとか、観察によって導かれたものはたくさんあります。かかとを強くくっつけて立つ人はどうしても首が硬くなるとか、そういう法則のようなものは、いったいなにによるものなのだろう、と思うのです。

あるとき、ぜんそくがあって、肩がこるという人に施術を頼まれました。お医者さんに、

「ぜんそくにしては姿勢がいいな」

と言われたそうです。

私は姿勢がいい人には、ぜんそくなど考えられないという持論がありますので、いぶかりながら身体に触ると、足首が非常に硬かったのです。その人は長い間ハイヒールを履いていたそうです。そのため重心を狂わせて首を硬くし、前かがみの状態になるので、肺のあたりが硬くなり、身体は首を補うような姿勢を取って、一見姿勢がよいように見えているだけだったのです。大ざっぱに言うと、東洋医学は体を柔らかくし、西洋医学は体を硬くします。

東洋医学では、その人の身体全体で身体の状態を観察しなさい、と言います。

私はいろいろな方を施術してさし上げてきました。以前、うまく歩けなかった方が、少しずつ身体が柔らかくなり、温かくなって、股関節がゆるみ、歩けるようになりました。顔の表情が柔らかくなってきていたので、良くなるほうへ向かっていると思って、私とし

ては喜んでいました。しかし、似たケースでお医者さんには悪くなったと言われた人が何人もいます。本当に私は悩みました。私だって命がけで患者さんを診てさし上げているのです。個人でしていますからなおのことです。

「治る」ってどういうこと？

治っていないと、そこは硬くなります。

ある患者さんの身体に硬い部分がありました。

「昔、肝臓が悪かったけれど、今は治っている」

と、本人は言うのですが、肝臓の硬さは残っているのです。すると、治るとはどういうことを言うのだろうと思ってしまいます。

また、足首の硬い人がいました。

「昔ねんざをしましたから」

と、本人は言います。触ると昔のねんざの硬さは残っているのです。

「硬い」という面においては、ねんざも肝臓の病気も同じです。しかし、手で触れていると、その硬さが少しずつ柔らかくなります。

「硬い」と「病」は関係があります。「病は気から」という言葉と重ね合わせると、「気が固まれば病である」

ということもできるでしょう。

大地にゆっくり寝ていない状態、日常の中で地に足をつけずにとびはねる動作は気づかないうちに身体をひねり、硬くしています。

身体の各部の硬さは、たとえば胸元が硬いと下腹部も硬いとか、首の後ろが硬いと腰が硬いなど、触ってわかることがあります。さらに、健康でない人は共通して、心臓のツボとされる胸の奥を触ると、痛いと言います。

研究のために顕微鏡をのぞくことが仕事の人は、肝臓の部分が硬くなっていました。ハイヒールを履いている人は、腰やそけい部が硬く、肩がこってしまっています。

では、硬いとはどういうことでしょう。その硬いところを押すように触ると、みなさん痛いと言います。そして、ビンのふたを開けるように、そっとねじり返すように触ると、心地いいと言います。

硬いというのは、ねじれです。

あちこち体調の思わしくない人は、身体全体が硬いのです。それは、ねじれが身体中に溜まっている、ということではないでしょうか？　人の身体を触らせていただくたびに同じことを感じます。

ねじれがあまりに強ければ刺激は感じなくなり（麻痺）、その部分はとても硬くなります。人によって気功やマッサージが効くかどうかの差が出るのは、身体の硬さの違いです。効きにくい人は、身体があまりにも硬く、無理をしすぎて身体が軋んで刺激を感じない状態です。肩がこりすぎている人に限って「肩なんかこっていない」と言いながらも、もんでもらって初めて肩が痛く感じ、こっていたことに気づくことがあります。

私は人に「手を広げなさい、気功をしなさい」とすぐに言ってしまうのですが、そうすることによってわきの下が柔らかくなっていくのです。ということは、つまり、今までは肋骨や乳頭まで全部しめていたということになるのです。

大部分のスポーツはみんなわきをしめ、緊張させています。スポーツの種類によって影響が出るところが変わりますが、たとえば、卓球などでわきをしめ、手を何度もにぎって振るような激しいスポーツをした人は、首にしこりができます。そして肩が非常にこりやすくなり、または感じないほどひどくなっているのですが、自分では身体に問題はないと思っています。それが進むと身動きができない状態になってしまいます。

若いときに卓球をしすぎて、寝たきりになった友人がいます。

気功は緊張をゆるめます。ですから、気功の動作がいいと私は人にすすめます。すすめたとおりにやった方の身体は少しずつゆるんでいます。たびたび言いますが、ゆるみはレントゲンには写りません。

針仕事をしている人などはわきの下でねじっています。それであちこち硬くなり、耳の後ろも硬くなります。そして、鼻のあたりも硬くなるのです。

また、お医者さんは「骨が折れている」と言いますが、それはたぶん、折れているのではなく、ねじ曲がっていることを言っているのだと思います。ねじれがかなりきつくなってしまい、あまりにねじれすぎて、しまいには曲がるのでしょう。レントゲンでは身体の奥は写りません。折れているように見えるのです。

骨折はねじれすぎたそのような状態を身体がよいほうに持っていこうとする動きだと私は観察しています。骨折をしないでねじる圧力が身体にかかりすぎたら、圧死という状態になるのではないでしょうか？　あるとき、新聞にバレリーナに骨折はつきものだという記事がありました。でも、そのバレリーナは今もお元気です。

転ぶということも、重心がその部分に偏りすぎているということなのでしょう。偏りすぎを分散しようという動きです。私の目の中に、火花のようなものが見えることがありました。火花を散らすことによって頭は、頭自身を柔らかくしようとしているのです。すると、転んで目から火花が出るということも、身体が身体をゆるめようとしている状態と言えるのではないでしょうか。けがはしないほうがこわいのです。なぜ？　一緒に考えませんか？　転ぶということは身体が地面に帰りたいという現象です。転ばなかったら窒息していたかもしれません。

力学というものとも関係があると思えます。その方面の病気の専門家の人たちにも、もっとねじれと身体の関連を研究していただけたらと思うこともあります。

第2章　実践！　健康テストと気功＆体操

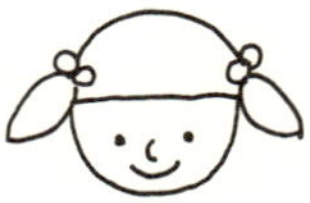

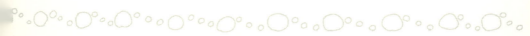

結局は自分で治します

身体を診てほしいと言われればもちろん診るのですが、私はまずは、その方自身の身体をよくする方法をお伝えして、それを自分で毎日続けてもらうという方針を採っています。身体を治してあげたいと思う気持ちはもちろんあります。ただ治すのは結局のところ自分自身なのです。そのことになかなか気がつかない人が多いのです。人まかせではないのです。

手助けという形で診て、触ってさし上げると、気持ちよく感じていただけることはたしかなのですが、治してあげる、というのとは少し違うと感じています。アドバイスとして、いろいろ感じていただきたいと思っています。

頭痛がして薬を飲んで、痛みを感じなくしてしまうということとは違うのです。少しずつ自然治癒力を高めていって身体を元に戻していくべきだと考えているのです。

肩こりがひどいなどの理由で私の元にいらした方が、ご本人は自分で健康だと言っていても、「いやに硬い部分があるな」「変だな」と気づくことがあります。しかし、私はお医者さんではありませんし、病気だと断言することはありません。私が感じたその方の身体の状態をそのまままずはお伝えします。

「足の付け根が硬いですね」

などと話しかけると、

「そう言えば、子宮筋腫を取りました」

などと話してくれるのです。その方は、私が話しかけるまでは子宮筋腫のことなど一言も口にしていなかったのです。筋腫を取るときに、麻酔をかけるため、ますます身体は硬くなります。いくら私たち東洋医学的施術にかかわっている人が身体をゆるませる努力をしていても、現代医学は反対のことをしてしまうのです。手術を何回もした人は身体は麻酔薬で固まっています。新聞に「麻酔をかけると結晶体がたまる」という記事がありました。

私はこのところ、まずはその人のかかとを伸ばすようにしています。このかかとの硬さによって、首の硬さも判断できるのです。そしてアキレス腱を伸ばすようにゆっくり引っ張ると、今まで重心のかけ方の違いから縮んでいた糸状のものが、頭のほうへ経絡の流れの通りに伸びていくのが見えます。

縮まってしまったばねは、引っ張って伸ばさないとほどけていきません。そのほどけるきっかけを作るのが、かかとを伸ばすことであったり、気功の動作です。腕を後ろに引くとか、手の甲と甲を合わせるとか。

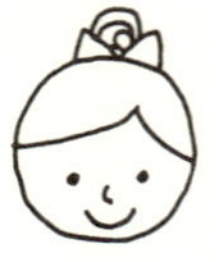

身体の常識・非常識

大切な自分の身体です。まずは、自分自身で日ごろの自分の身体の動きを観察してみましょう。

私が第1章でご紹介したことを踏まえ、次の動作がくせになった場合、身体が喜ぶものに○、苦しがるものに×をつけてみてください。身体によくないのに、やってしまっていることもあるでしょう。常識と違うものもあります。みなさんで、ワイワイ、ディスカッションして試してみてください。

① 足を組む

②　正座をする
③　背をもたれて座る
④　あぐらをかく
⑤　杖をつく
⑥　腕組みをする
⑦　頬杖をつく
⑧　枕をして寝る
⑨　スリッパを履く
⑩　ポケットに手を入れる
⑪　ハイヒールを履く
⑫　爪先が尖った靴を履く
⑬　自分の足にぴったり合った靴を履く
⑭　自分の首にぴったり合った枕をする
⑮　寝るときに手を上げて寝る
⑯　アキレス腱を伸ばすように心がける
⑰　立つとき、立っている足にもう片方の足をからませる

⑱　立つときの重心を、足のかかとにかける（上から見て足が10時10分の状態）
⑲　立つときの重心を、足の爪先にかける（上から見て足が漢字の八の字の状態）
⑳　立つときの重心を、土踏まずにかける（上から見て足が平行の状態）
㉑　猫背で自転車に乗る
㉒　腕枕をして寝る
㉓　物を斜めに見る
㉔　いつも使わない筋肉を使うように心がける
㉕　遠くのものを見る。耳をすます
㉖　右手で左耳、左手で右耳を引っぱる
㉗　寝るときは、仰向けに寝て、平らな面に背中を広げるように寝る
㉘　両手を広げる
㉙　手をにぎりしめる

【答え】

身体が苦しがっているものは、①、③、④、⑤、⑥、⑦、⑧、⑨、⑩、⑪、⑫、⑬、⑭、⑰、⑱、⑲、㉒、㉓、㉙です。

一部解説します。

くせは自分の気づかない間に、身体の部分的な偏りを作っています。何年も同じくせを繰り返すということは、ねじれがかなり強くなっていることを示します。

⑤ 杖をつく

よろけやすいということは、アキレス腱をしっかりと伸ばしていないということです。アキレス腱を少しずつ伸ばしていくと、身体は少しずつ歩けるようになっていきます。杖にたよっていると身体は伸びません。

⑨ スリッパを履く

スリッパを履くと爪先がいつも当たって広がる余裕がなく、同じ方向に詰めていることになるのです。爪先が隠れるタイプのミュールなどのかかとのない靴も、同じことが言えます。かかと部分は地につかない状態です。

⑬ 自分の足にぴったり合った靴を履く、⑭ 自分の首にぴったり合った枕をする

自分の身体にぴったり合うと言っても、自分の身体がくせで歪んでいたとすると、かえって歪みがひどくなります。ぴったりしていると、広がる余裕がないのでよくありません。また、アキレス腱を伸ばすということは、首を伸ばすことにもつながります。首も足も、もっともっと伸ばし、広げることを考えに入れましょう。

⑮ **寝るときに手を上げて寝る**

手を上げて寝ると、身体全体が伸びるのでよいのです。

⑰ **立つとき、立っている足にもう片方の足をからませる**

アキレス腱を伸ばしていないのでよくありません。足首は首とつながっているので、首をねじることになります。

⑱ **立つときの重心を、足のかかとにかける、**⑲ **立つときの重心を、足の爪先にかける、**⑳ **立つときの重心を、土踏まずにかける**

重心のかけ方は一番大切なことです。⑳のような正しい立ち方をしたときに、身体はどう反応するかを、ぜひ試してください。しっかり重心をかけていれば、たとえば、人に押されても転びにくくなります。体重も自然によいほうに向かってきます。

㉑ **猫背で自転車に乗る**

自転車に乗るときも猫背にならないように気をつけ、それに合わせてサドルの高さなどを調節してください。猫背だと胃などに負担がかかることになります。足の付け根も固くなります。

㉗ **寝るときは、仰向けに寝て、平らな面に背中を広げるように寝る**

基本的には仰向けが一番身体にいいのです。地面に身体を押し込むような感じで、手をにぎらないで、両手を広げていれば、うつぶせもよいということになります。亡くなった日野原先生はうつぶせ寝をすすめておられ、長生きなさいました。もっと違う言い方をしますと、東洋医学の経絡から見ると、手も足も頭ももともとは同じ状態ということです。

㉘ 両手を広げる

両手を広げるということは、身体を広げ、内臓を広げることにつながります。ストレスを与えるということは身体を縮めるということで、身体を広げるということは心を広げることにつながります。心配ごとがあるときの自分の身体の状態を客観的に見てください。

㉙ 手をにぎりしめる

にぎりしめるということは、気づかずに息を吸いすぎ、身体を緊張させています。にぎりしめすぎた手はそれ以上にぎれなくなっています。

このような身体の負担になることをくせとしていても、自分で気功のような動作をすると、自分でねじれを元に戻そうという力が働き始めます。たとえば、腕組みをする場合でも、低い位置で、ねじるような動作ではなく、手のひらを広げて、ゆるむようにします。すると、指が指す方向が変わってきます。

身体全体がゆるんでくると、動作自体も変わってくるのです。自然に身体を動かしても、ゆるむような動きをするようになります。そして、一箇所がゆるむと、ほかもゆるんでいくのです。

高い位置で身体をしめつけるようにするのは、ねじっているのでやはりよくありません。たとえば、音楽の指揮者がよくするような動作です。これは、自分のくせにまったく気がついていない人が、そのような動作をしているときに当てはまります。

そして常に手は開いていることを意識してください。

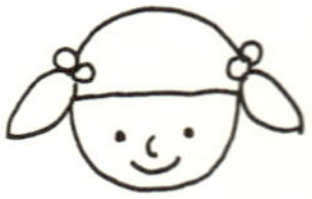

気功の取り入れ方を教えて！

私は、気功の本が好きでたくさん持っているのですが、気功自体をきちんと習ったことはありません。

ハリをしてからの私が自然としてしまう身体をゆるめる動作が、すでにある気功の動作と一致します。一般的に知られている「鶴のポーズ」や「龍のポーズ」などのような気功

鶴のポーズ

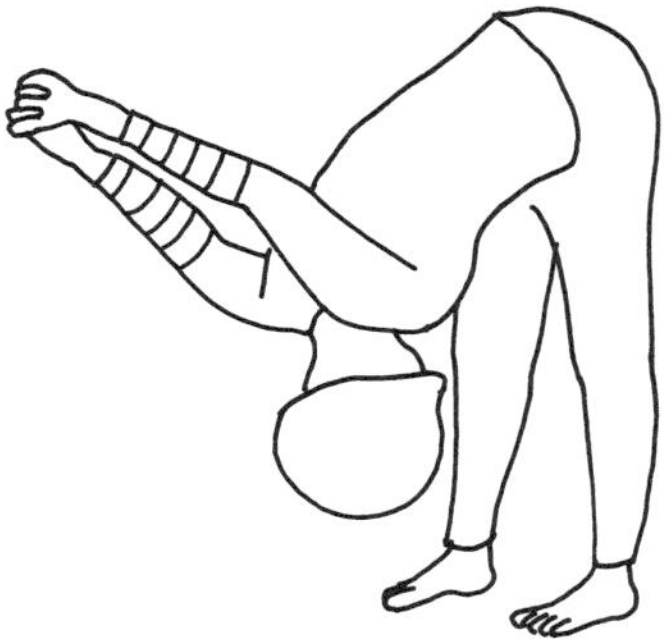

足を肩幅より少し広めに開き、両腕を後ろで組んで、
そのまま両腕を頭のほうに近づけながら、
おじぎするように頭を倒します。

龍のポーズ

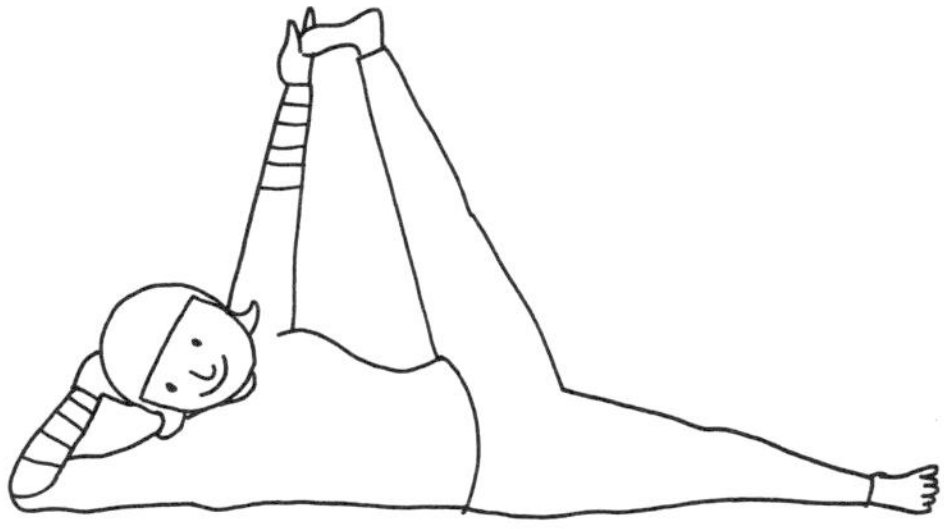

体側を下にして寝そべり、下側の腕で頭を支えます。
上側の足をできるかぎり高く上げ、そのままの姿勢をキープします。

ネコのポーズ

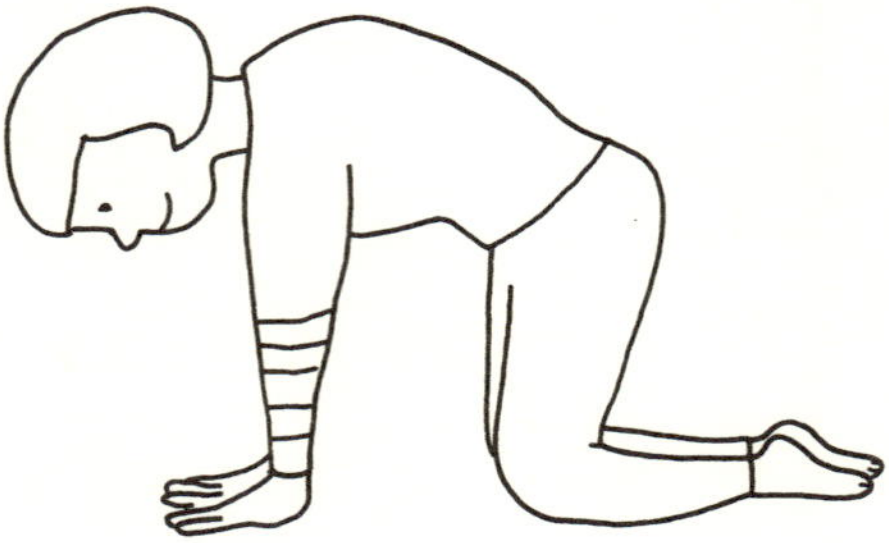

四つんばいになって、息を吐きながら背中を丸めておへそをのぞき込みます。

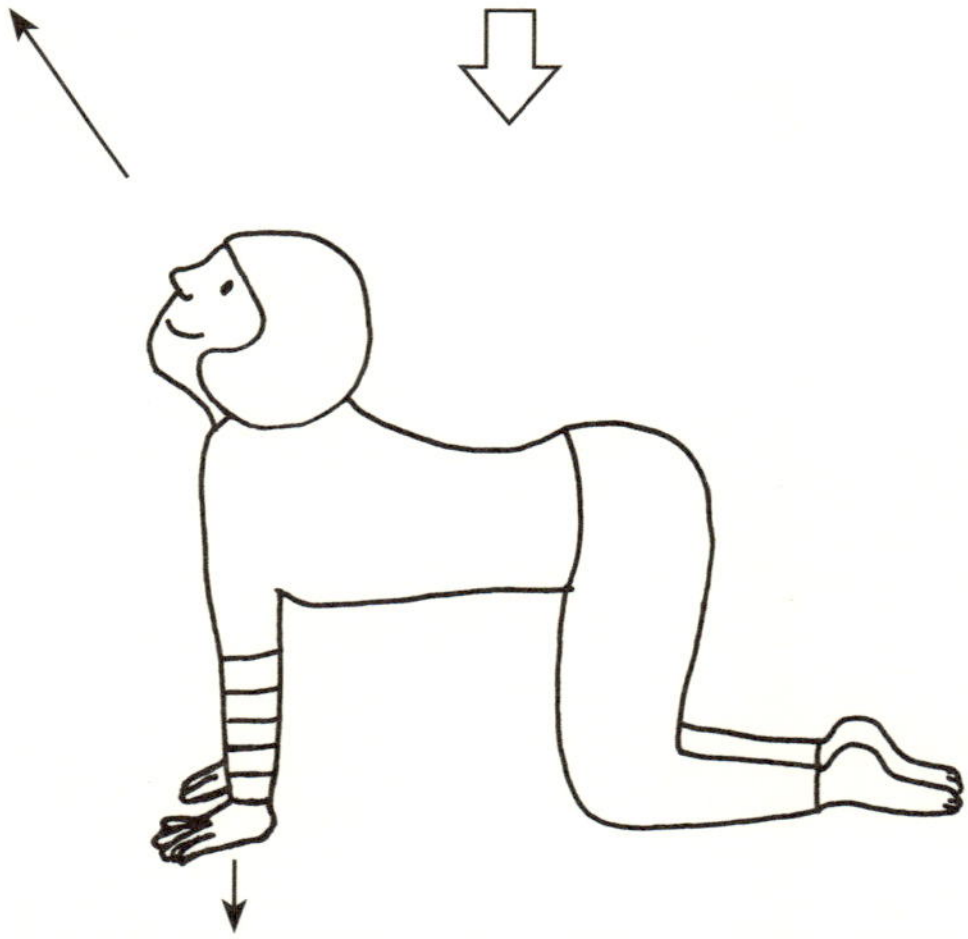

次に息を吸いながら、お尻を上につきだして、背中を反らします。

の動作のようなことを、無意識にしていたようなのです。いろいろな気功の本を見ると、「あっ、これは、この間、私がしたポーズだ」と気がついたり、ヨガの「ネコのポーズ」などもしていました。

もし、私の普段の身体を動かす様子をだれかがビデオ撮影していてくれれば、納得してもらえると思います。ただ、残念ながら家族は撮影してくれませんでしたので、お見せすることはできません。それでも数枚は写真に撮ってあります。そのほか、手の様子とか歯の形の変化などは知人にたくさん写していただきました。

本当にいろいろな変化があったのです。けがをしたわけでもないのに、身体の表面に傷が見え、血が出てきたり、指の腹のあたりの皮がむけてみたり、爪がはがれたり……。それにつれて、足のつけ根や尾てい骨の骨盤のあたりが柔らかくなってきたり、と。毎日の身体の変化を書き出していたら紙が何枚あっても足りませんが、写真はたくさん撮ってありますので、私自身が忘れている症状を、写真で見て思い出すこともあります。みなさんにも写真を見ていただきたく思います。

寝ていると、歯や骨が音を立てているのがわかります。しかし、お医者さんは、そういうことが起きている私のそばでその音の観察などはしてくださいませんから理解できないでしょう。

また、骨が広がってくると、よだれが出てきたりするようにもなります。ということは、風邪を引いて鼻水が出るのは、よいことなのでは？ そして、同じ鼻水でも出方によって違うのでは？ と私は思うのです。それでも、この身体の動きは経絡や姿勢をよくするポーズに合っています。身体が硬くなると、病気にもつながっていきます。

また、気功はもちろん習うことも大切ですが、先生について習ったり、難しい理論など考えなくても、中国の人々が公園や広場に集まってやっているように、私たちも何人かで集まってやればいいのだと思います。よく観察してみてください。気功の動作とは、今までの身体のくせを元に戻しているのです。まずはわきをゆるめましょう。真向法などで脚の内側を広げ、足の付け根を開くのも、わきの下をゆるめることや身体中をゆるめることにつながります。

そして、今まであったご自分のほくろや、顔のしわなどをよくよく観察してみてください。今までと違う逆のしわのようなものが線状に見えてくるはずです。つまりほくろもほどけるのです。

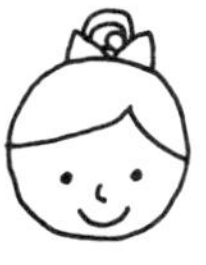

簡単にできる気功を教えて！

自己流でもっとも簡単な気功を考えてみました。イラストを参考にして、みなさんもやってみてください。

気功1は平らな場所（たたみの上、地面に直接）で寝ながらだれでもできる気功です。平らな地面と仲良くしましょう。朝目覚めたときと、寝る前に固い布団の上で行ってみてください。この固いということを考えてみませんか。もし柔らかい布団だとしたら、本人の気づかない間に体は沈みこんでいます。見えない穴にはまりこんでしまうことになります。平らなところでは沈み込む力はでません。反発力とか抵抗力という言葉で表される力です。人にはこの抵抗力が必要です。手は、ぐるぐるとビンのふたを開ける方向に回しましょう。気功2は、動かしていない部分をゆっくり伸ばす気功です。体は平らな面に押しつけるように。

気功1　身体さんありがとう♪
地面と仲良くするつもりで！

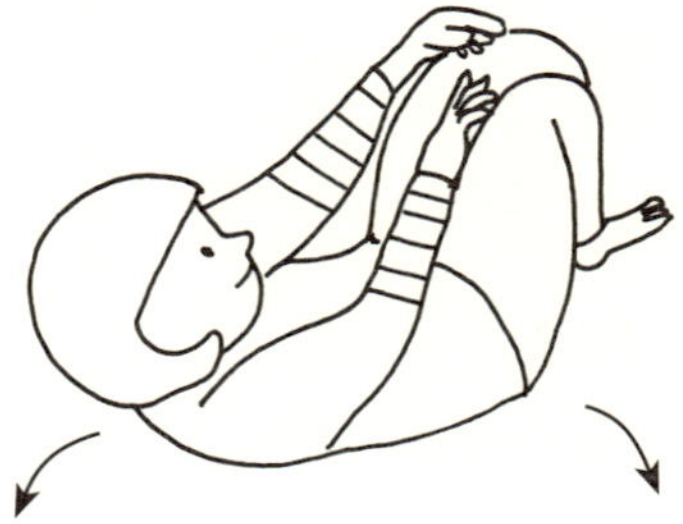

1　背中ごろりん

仰向けに寝て、両手を軽く曲げたひざにあて、
背中を丸くしながら転がります。
両足は床から離れてかまいません。

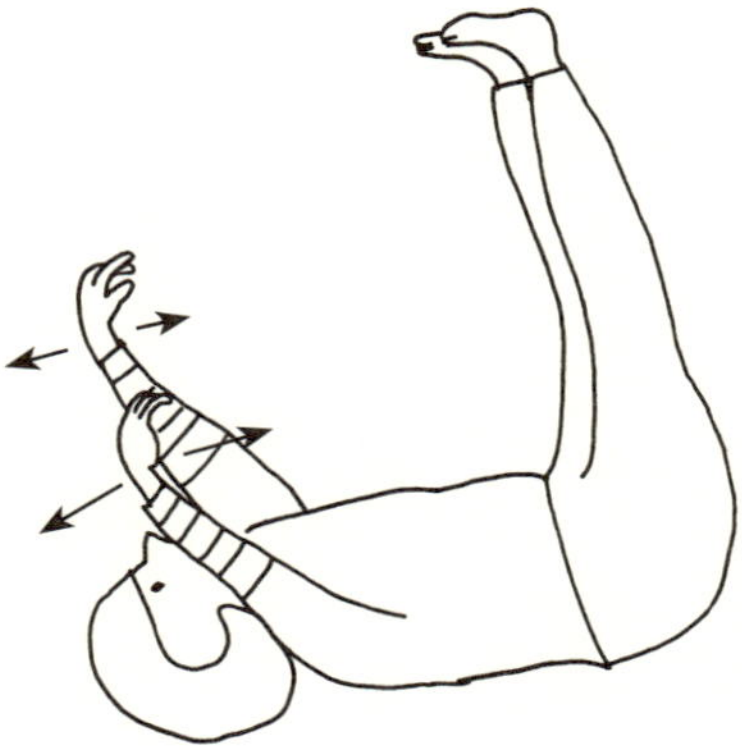

2　手足を上げ、ぶらぶら

ついでに腕や脚を伸ばします。
続いて、手首、足首を回します。
ゴキブリ体操。

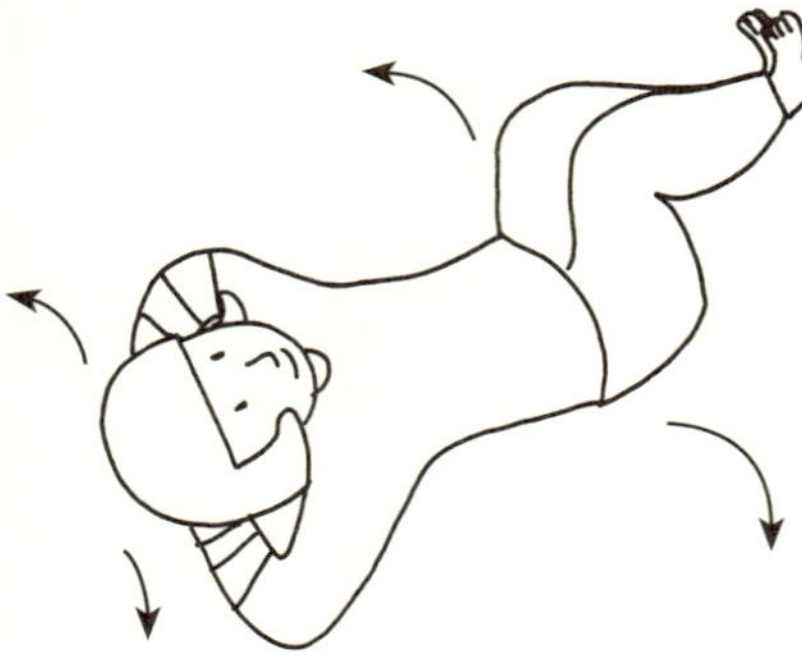

3　お尻さん、ありがとう

両手を頭の後ろで組みます。
こうすることでわきの下が広がります。続いて
両足を持ち上げ、両かかとでお尻をポンポンと
たたきます。これで股関節も広がります。

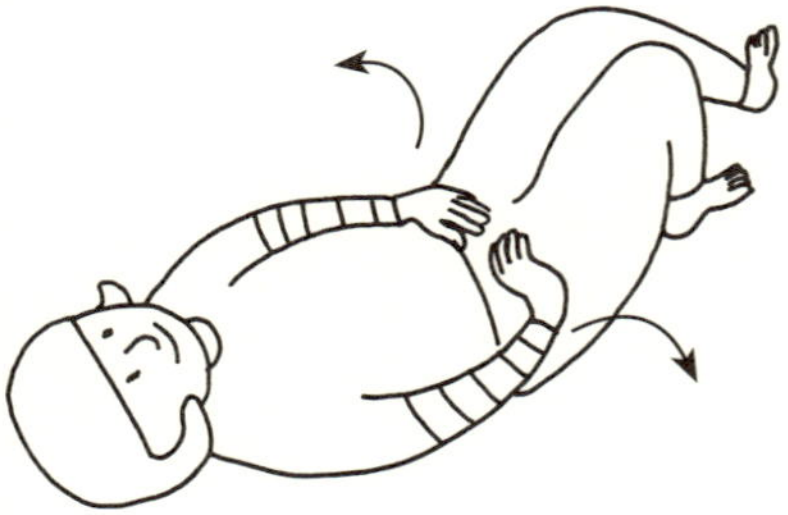

4　足さん、ありがとう

今度は手のひらを回しながら、足の付け根をさすります。
このときもビンのふたを開ける方向に回します。

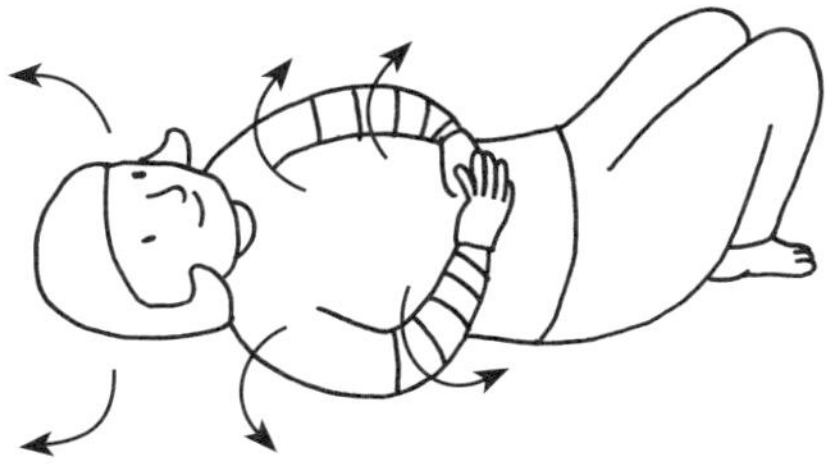

5　おなかさん、ありがとう

両手をおへその回りでくるくると回します。おへその奥で縮んでいた内臓が広がっていきます。

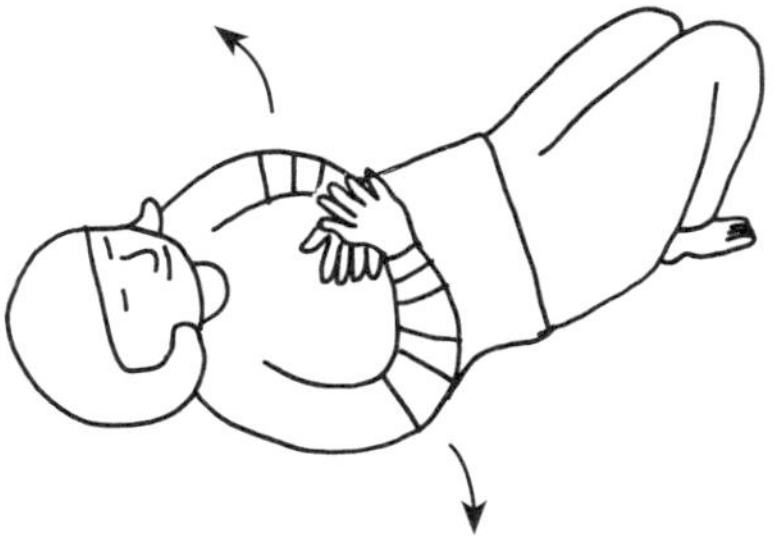

6　胸さん、ありがとう

両手で心臓のあたり（膻中）を同様にくるくると回します。これで首も広がっていきます。

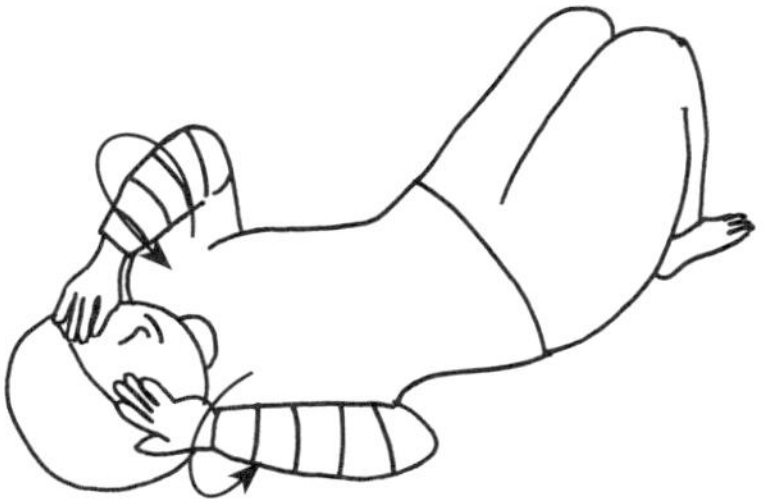

7　お目目さん、ありがとう

目も手で軽くくるくると回していきましょう。

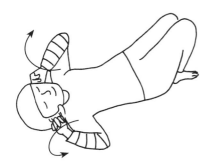

8　お耳さん、ありがとう

両耳を手で引っ張ってください。
ピンのふたを開ける方向へ回します。

気功2　小鳥さんがね♪

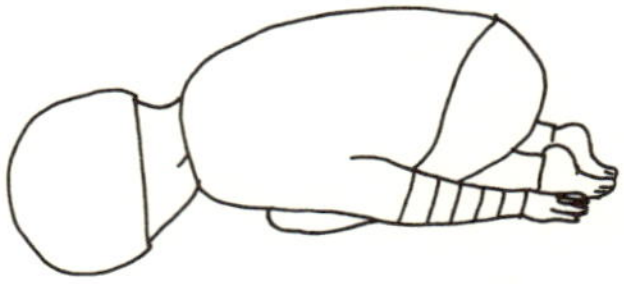

1　小鳥さんがね♪

正座をして地面と仲良くするつもりで、
おでこは地面につけます。
両腕は身体の横に自然に伸ばします。

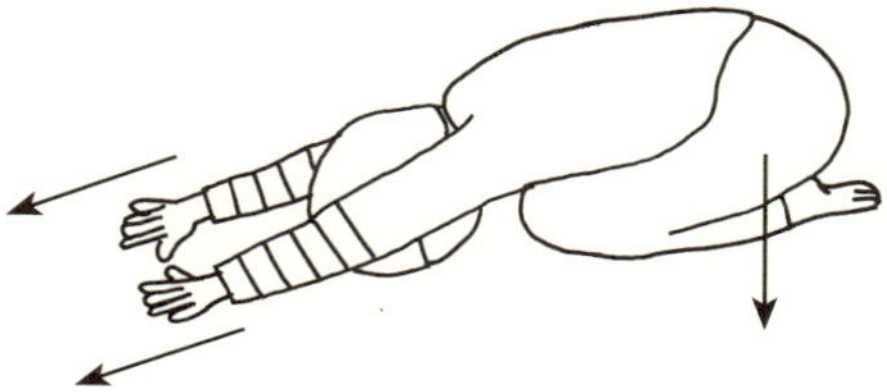

2　大きく伸びて♪

両手を伸ばして、頭の上までもっていきながら大きく伸びます。お尻は地面に押し込むように。

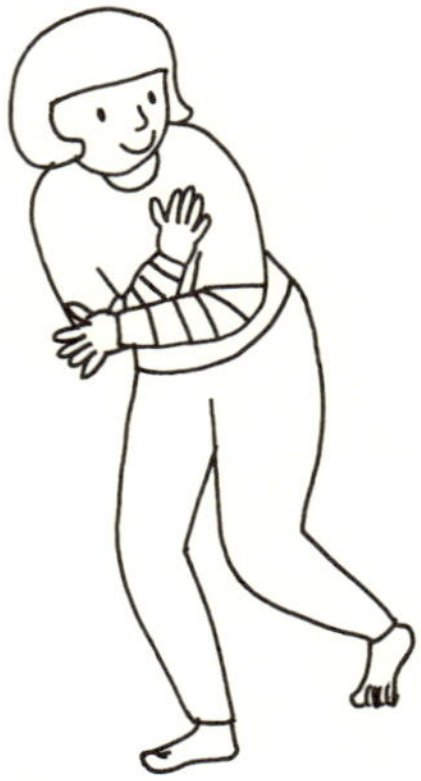

3　起きあがり♪

立ち上がり、手を胸の前で交差させます。

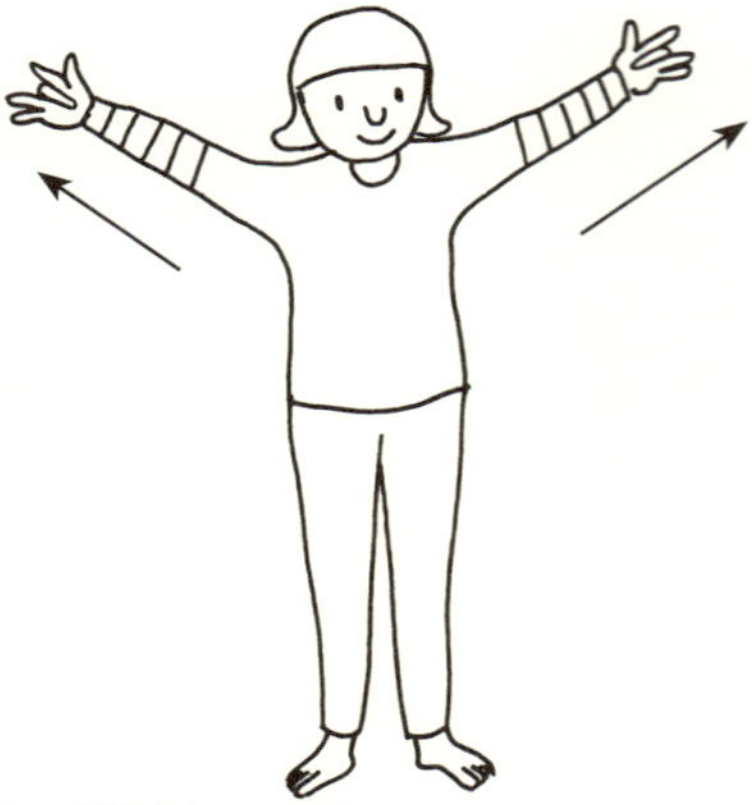

4　羽ばたいて♪

中指を折りかえして、
羽ばたくように両腕を伸ばし広げます。

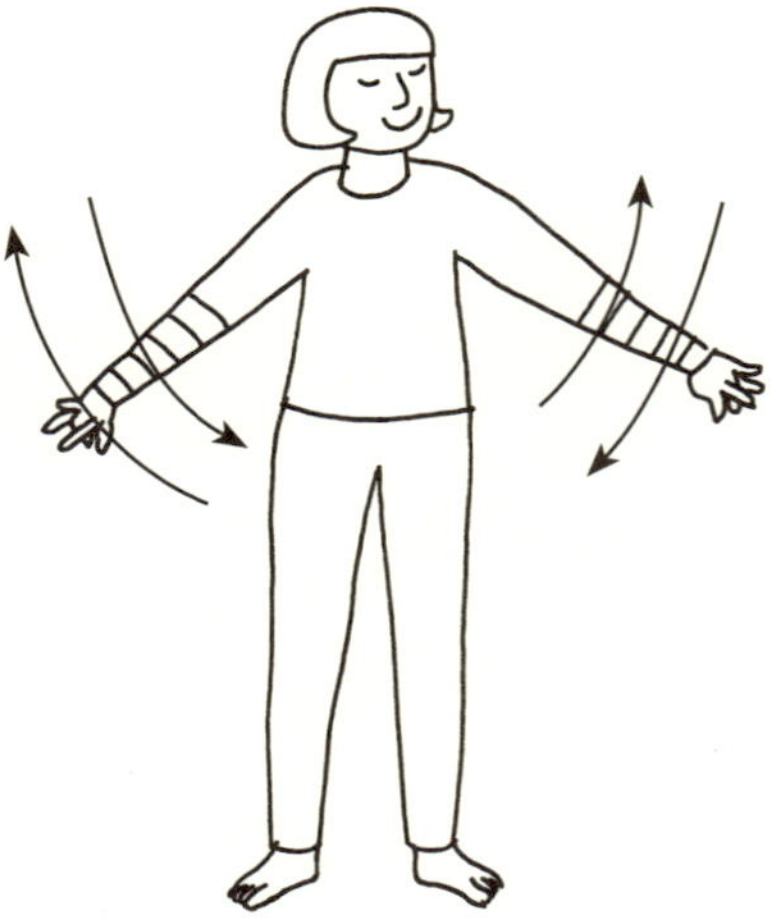

5　また羽ばたいて♪

両中指を内側に曲げます。そのまま羽根を広げるようなイメージで、リズミカルに両腕を上下に動かします。

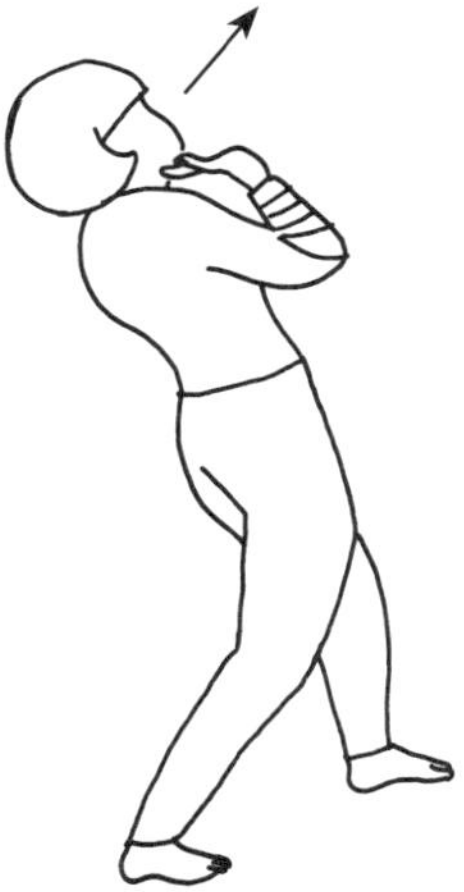

6　お空を見上げて♪

空を見上げるように上を見ます。

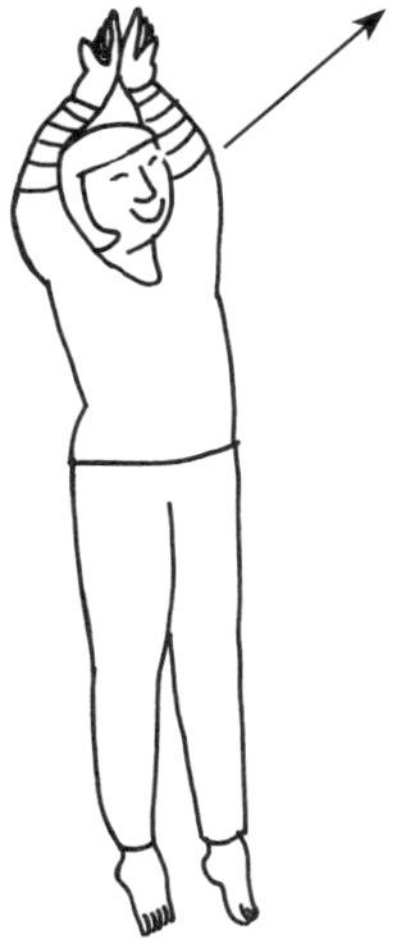

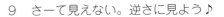

7　富士山に登って♪

両手を頭上に持ち上げ、富士山をつくって手の甲を合わせ、上を見ます。
手で富士山を作りましょう。

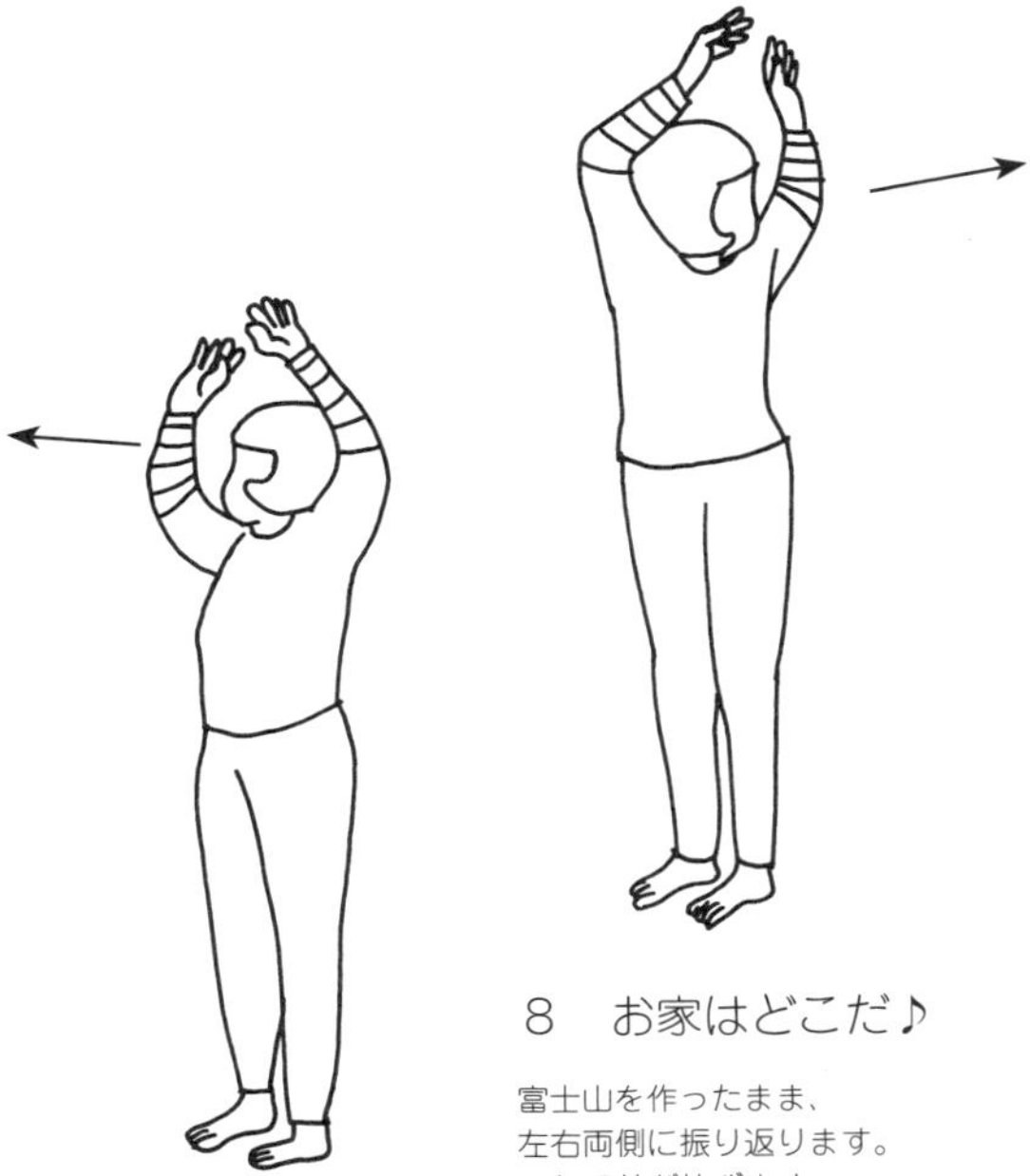

8　お家はどこだ♪

富士山を作ったまま、
左右両側に振り返ります。
これで首が伸びます。

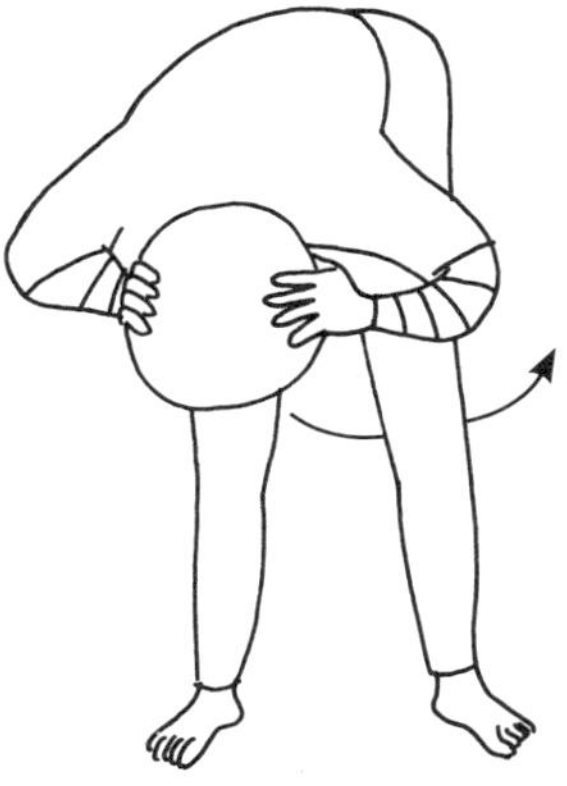

9　さーて見えない。逆さに見よう♪

耳に手のひらをあてながら、腰を曲げて両脚の間をのぞくようにします。

そのほか、次の2つもやってみてください。

◆空を見ながら大の字で寝よう

枕はせずに大の字に仰向けで寝て、空を見ながら、首を回します。空が広ーく見えますよ。

◆腎臓を温めよう

背中に両手を回し、腎臓の部分を手のひらで温めてみよう。

毎日続けると健康にいい体操を教えて！

だれでも簡単にできる健康体操をいくつか紹介しましょう。

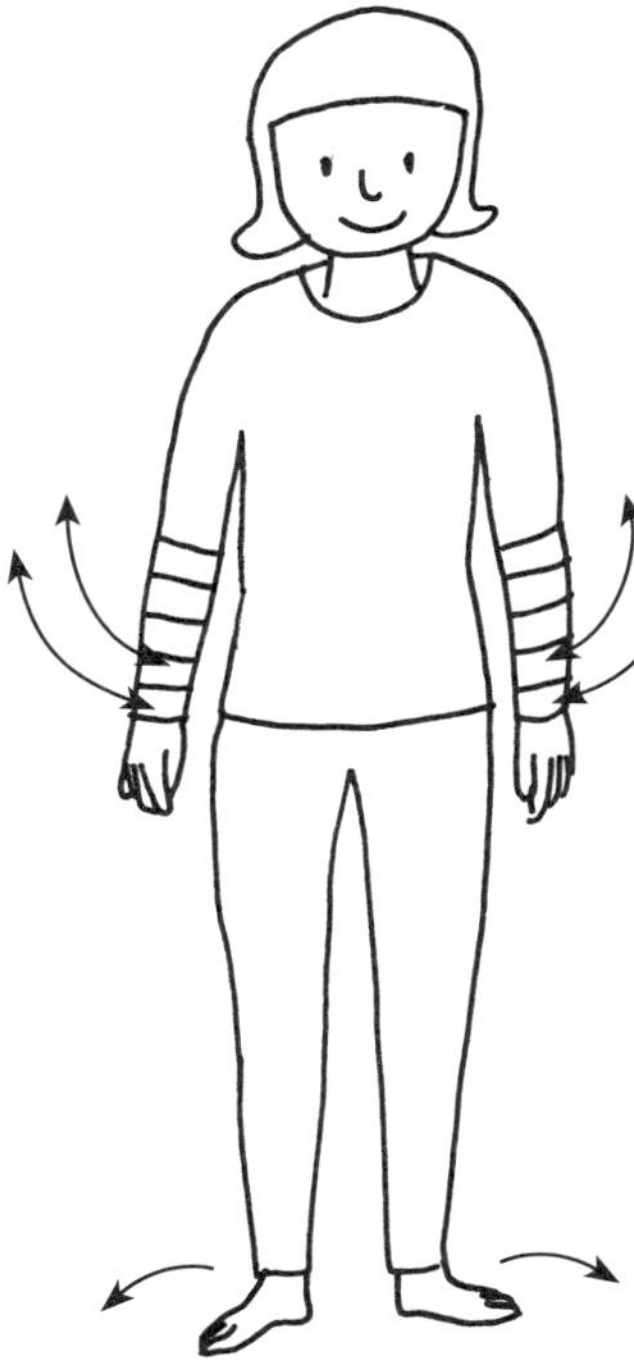

体操①

まず、足は肩幅くらいに広げ平行に立ちます。目はまっすぐ前を見てあごは引きます。これでアキレス腱が伸びるのがわかるはずです。今までの立ち方とは違うので、腰のあたりに違和感がある人もいるかもしれません。次に時計の振り子のように、両腕を付け根（肩）から自然に前後に振りましょう。今までのくせで、手が斜めに振れたり、胸のあたりをたたいたりすることもありますが、それはそれでかまいません。身体をほぐすのが目的なので、これを何分でもよいので続けます。少しずつ足も大きく広がります。土踏まずがだんだん平らになります。

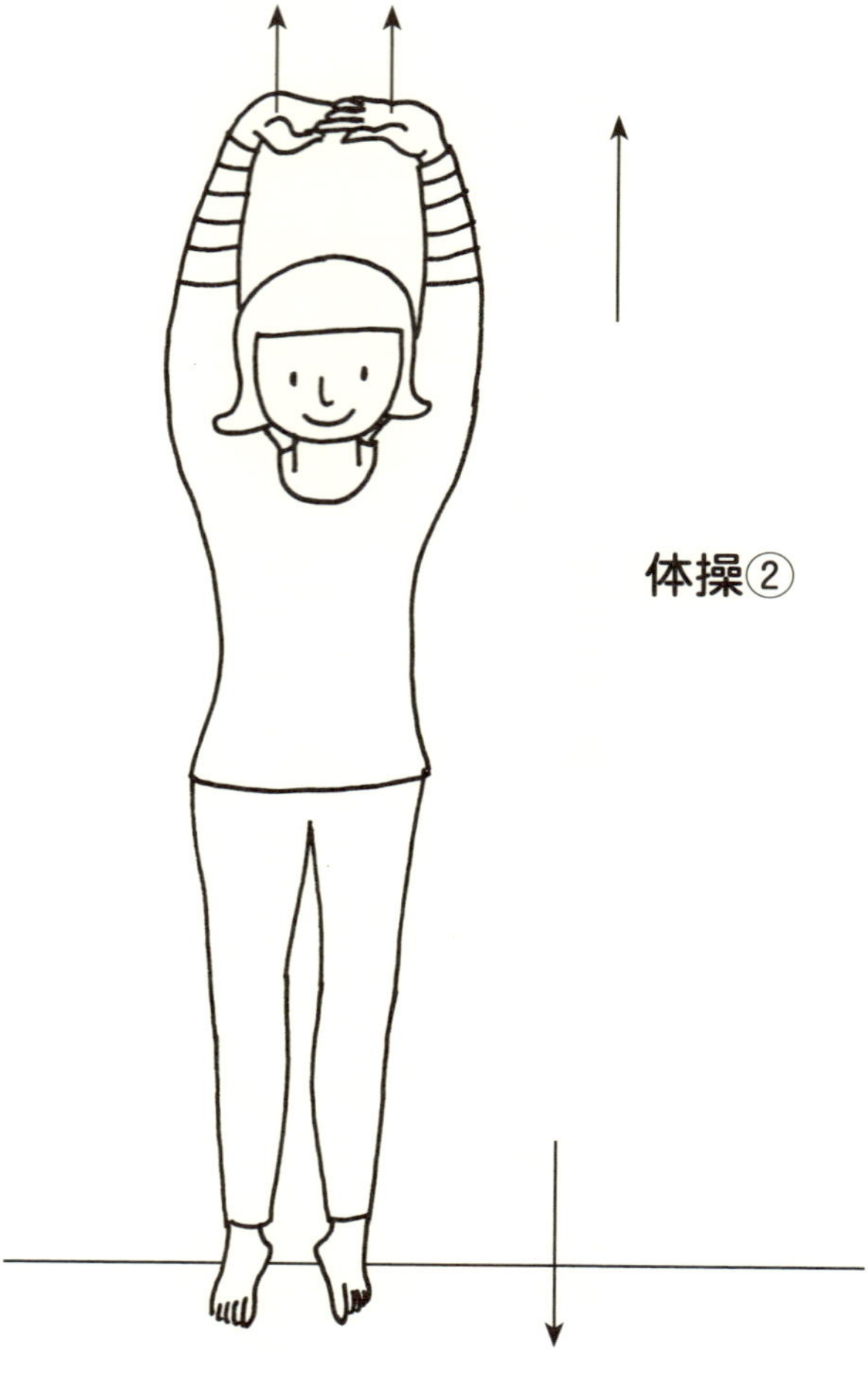

体操②

両手を身体の前で組み腕は伸ばします。そのまま両手のひらを空に向け、手のひらで空を支えるように上に伸ばします。天に伸びるような気持ちで、しっかりと伸ばしましょう。つま先立ちをしたあと、ストンと地面にかかとを落とします。肋骨と脇の下が伸びます。この体操は寝ながらするのも良いです。

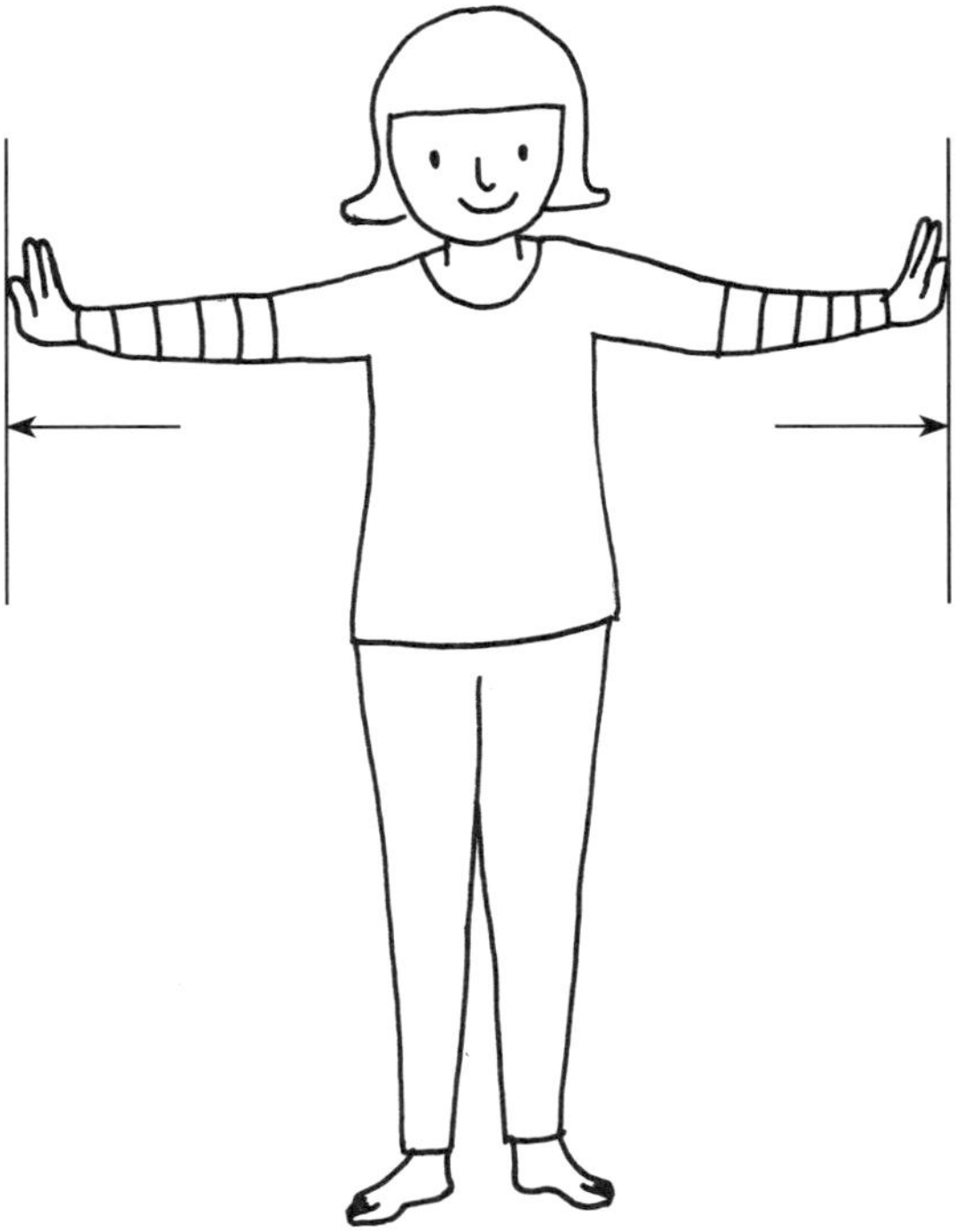

体操③

腕を左右に広げます。手のひらの高さは、背中と平行になるようにします。普段は気づきにくいのですが、肩はゆっくり反対に回りやすい人が多く、この体操はそれをもとに戻す体操です。手のひらが伸びて両側の壁を支えるような気持ちでやってみてください。脇の下が伸びます。

①から③の体操を、だまし、だまし、少しずつ身体をほぐすようにやってみてください。息は、ゆっくり長く吐きながら、口から細い糸を吐き出すようなイメージで行ってみましょう。身体は硬くなればなるほど、隙間がなくなっているので、反対側にゆっくりねじり返してあげてください。ちょうど、綯った縄をゆっくりと戻すような感じです。

体操をした後に手のひらをよく見てください。あちこちがピンク色になってきていませんか？　ためた息が出てきませんか？　ため息が出るのは良いことですよ。

このように、気功の動作は特に難しいものではありません。気功の本はたくさんあり、それぞれ違いますが、どれがよいかということではなく、それぞれみないいものです。

ある気功の本に、手櫛《てぐし》と言って、両手で髪の毛をかき上げる動作がありました。気がつくと、私もその動作もしていました。

そして前述の3つの体操を積極的にしていると、何気なくそういう動作を日常的にするようになります。

また、いつも前に転ぶ小さな子に、3つの体操をするように教えたら、歩き方が変わり、見ていると自分でアキレス腱を伸ばすようになっていました。つまり、曲がるくせのついていたかかとを自分で伸ばすように、足をポンポン伸ばし始めて、だんだんに転ばなくなっていったのです。小さな子どもほど身体の反応が早いのです。

私は人に勧めた以上、とてもその人のことが気になり、その後の動作をよく観察していますが、手櫛などの動作を何気なくしているのを目にすると、内心ほっとします。

ほかにも自分の手が、自分の身体に触ったときに、右手と左手でビンのふたを開けるほうに回すようにしてみてください。あるいは、「マイナスの握手」もお勧めです。やり方は簡単です。まず相手の手と自分の手をにぎり合います。次に、相手の手と自分の手をおたがいにビンのふたを開けるほうに回すだけです。これだけで肩の動きが変わってきます。肩のほうに入りすぎていた力が解放されます。

そのほか、日常生活の中の空き時間でできるおすすめの体操も紹介しましょう。

★手は広げましょう。にぎりしめる力は身体を緊張させます。手のひらで軽く頭を、胸を、お尻をたたいてみましょう。

★自然に立った状態で手をうしろに組み、そのまま両手をうしろに引きます。目は空を見てゆっくり息を吐きましょう。

★寝るときは、両わきを開き、枕をせずに空を見ながら首を軽く回してみましょう。

★足を投げ出して座り、両手のひらを足の付け根にあてて、そのままゆっくり上半身を前に倒し、息を吐きましょう。

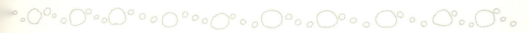

★手のひらを空に向けます。すると、わきのあたりが伸びるのがわかります。両足をそろえて、足裏は地球の表面に力を平たくかけるイメージで。次に両手を下ろしてブラブラ振りましょう。これを毎日続けていると、足裏の面積が広がってきます。第二の心臓とされている土踏まずが広がってきたということです。ここまでできれば大成功です！身体はどんどん「広げ体」になってきています。息が自然に出てきたら、大成功。ためた息はどんどん出てきます。体の中にたまっていた、痛さ、かゆさが出てきます。

ほかにもいろいろありますが、気長にいろいろと少しずつ続けましょう。身体も喜んでくれるはずです。

うつぶせ寝も手を広げてすれば大丈夫。日野原先生の話は前にも書きましたね。

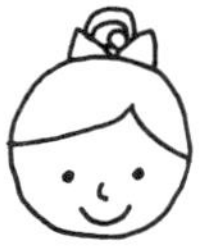

指圧の仕方を教えて！

硬い身体は力まかせではほぐれません。指圧も同様のようです。「押せば命の泉湧く」などと言いますが、指圧は押すことによってねじれているものが反対に動くのでしょう。単に押し込めばいいというものではないと思います。やはりビンのふたを開ける（マイナスのドライバーをまわす）ほうに手を動かすことが大切です。

特に男性は肩がこると「押してくれ」、という人が多いのですが、力任せにしてはいけません。硬くなっているのは繊維がねじ込まれている状態ですから、反対にしてあげようという気持ちぐらいの力加減でやってあげると気持ちがよいのです。

このように、ほぐす動作は子どものころからやっておくことをおすすめします。くせというものは、生まれたときからあるものですから。

ぜひ仏様のポーズを取ってみてください。身体をいかにゆるめるかが体感できると思います。実際の身体の動きは、本当は一緒にしてみないと伝わりにくいものです。紙上での説明は、とても伝えづらいと日ごろから思っています。でも、少しでもお伝えできればと思って書かせていただきました。一言で言えばお互いにゆるめ合えば良いということ。そして、実際にご本人が身体を動かさないと、ご自分の身体のことはわかりません。この広い地球の上で、みんなで空を見ましょうね。みんな大の字になって、みんなで広い宇宙を見ましょう。宇宙とお話ししましょう。身体の中のもやもやは飛んでいって、みんな宇宙と一緒になりますよ！

一点を見つめて、集中しすぎて考えるのと空を広ーく見渡して考えるのとでは考え方は変わってきます。

第3章

すべての始まり

〜私の身体に起こったこと〜

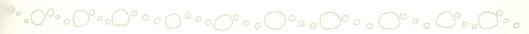

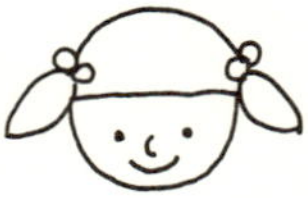

事故

１９９８年ごろ、私は、車の事故でむち打ち症になる経験をしました。

事故を起こしてすぐ、念のために埼玉医大へ行きＣＴスキャンを撮りました。

お医者さんには、大丈夫と言われたのですが、半年くらい経ってから症状が重くなり、気が滅入り、うつ病のようになってしまったのです。


事故の前に友人からハリをすすめられ、半信半疑ながら行きました。ハリの先生ははじめ私の身体を見ただけで、「身体の様子が硬くて普通じゃないわよ」とおっしゃいました。

今思えば、事故の前から身体は大変な状態だったのでしょう。鎖骨の形が変だと言われたこともありました。不思議なことにそのときの私本人は全く異常を感じていませんでした。

先生に施術をしてもらうと、むち打ちはほどなく治りました。あとから考えると、すぐ良くなったというより、少しずつ良くなっていったという印象です。うす紙をはがすように良くなるという言葉のとおりでした。

全く良くなったというより、良い方向へ向かって身体が動き出したということです。

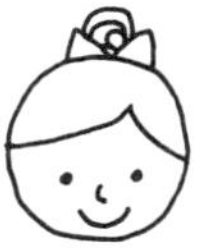

私の身体に起きた変化

1999年の正月ごろのこと。突然、自分の意志とは全く関係なく手が勝手に動き始めたのです。それはまるでねじったぜんまいが元に戻るかのようで、しきりに自分の首の周り、胸の周りを触っていました。

一日中ほとんど仰向けに寝たままの状態で、自分の首の周りを指で触り続けていたのです。気がつくと、手が自分の手でないように感じ、こわばって自由に動けないような気がしました。そして、頭の右上と左上のほうに、強いよりをかけた糸状のものが見えたのです。また、左目の中に砂状のものが見え、きれいな水の間を砂が動くように見えました。当時の視力は左0・8くらい、右1・0くらいで人が決めた基準としては悪いほうではありませんでした。

見え方は少しずつ変わっていったのですが、最初は左の目が点のように見えました。それは、目の中の映像として見えるのです。高齢者がかかる眼科の病気で飛蚊症《ひぶん》というものに近いかもしれません。あとで病院に行ったときには、お医者さんからはその症状はないと言われてしまいましたが、身体中がコールタールで固められたような気がしました。本人が感じているのにです。

私には左手に力を入れるくせがあって、目のツボに当たる手の指の付け根をよくねじっていました。それが関係しているのでしょう。

身体中がねじれているので、目の中に映る像もねじれたのではないかと想像します。手が勝手に動き、洗面器に水を張って、夢中で目のよりを戻すような動作を手がしていました。そして無意識のうちに一生懸命ねじれを元に戻す運動のような動作もしていました。本当はとても小さな動きだったのでしょうが、とても大きな動きのように私には見えたのです。それをきっかけに少しずつ、あちこちの身体を柔らかくしていきました。

左側頭部では、カラカラと音がしました。目、口、鼻などを触って、目をつぶると、ともかく身体中がいつも動いていました。

なにがなにやらわからないまま、目に映るものが少しずつ動き、ともかく動くに任せました。動くということは、身体がなにかをしようとしているのだと思うほかはなく、夫かられば、頭がおかしくなったように思えたようです。

また、おかしな話なのですが、冬だというのに洋服が着ていられず、ストーブをつけてなんとか過ごしていました。その時点では気づきませんでしたが、身体は洋服が着ていられないほど苦しかったのだと思います。そういう意味において、ずっと前に公園で裸になってしまったタレントの気持ちというか、身体の状態がわかるような気がします。

当時は、食事もほとんどできず、わずかに水とパンくらいを口にしていました。動作はだんだんに身体全体を動かすようになり、体操でもしているように動いたり、東西南北におじぎでもするように動くこともありました。自分のしていることを思い出すと、常に左に回っては一礼し、また左に回っては一礼し、といった動きを繰り返していたようです。

その後、その動きに少しずつ変化が起こりました。なにか儀式でもしているように東西南北に手を上げ、下げ、いろいろなポーズをしたり、またバレエでもするようにくるくると左に回ったりもしました。私には、背骨らしきものも左へくるくる回っているように見えていたのです。ともかく寝ていても動いていました。寝ているのかどうかの区別もつきませんでした。これでよく生きていられるなと自分でも思ったものです。

整体の学校を卒業し、１９９６年ごろから患者さんを診てさし上げていた私は、「あまり一生懸命になり過ぎて、力を入れすぎてはよくないよ」

と、ハリの先生に言われたことがあるのですが、施術中に同じ方向へ力を入れ過ぎて、そこで自分の身体にねじれをたくさん作っていたのでしょう。

結局、私のそのような動きは2年以上続いたのです。今でも身体のどこかはねじれを戻すほうに回っている状態です。そのうちに点状のものは細かな強いよりをかけた糸くずのように変わり、まゆ玉のようになりました。それでも身体は左へ左へと回ります。あるとき、今まで肩だったところがあごになったように見えるのです。

また、足の親指が回ったように見えると、首が回り、そのとき「ガキン！」というような音がします。その音は、ほかの人にも聞こえるほどのものです。ともかく身体中でねじれを戻しているように感じました。私自身には、いつも、頭の中でラムネの泡がはじける「シュワーッ」というような音が聞こえていました。今現在もあちこち平らなところで寝ていると音がします。誰か、私のそばで聞いてほしいです。

長い間かけてカチカチに硬かった身体が少しずつ、少しずつ、表面がゆるみ、身体の奥がゆるみ始めたのです。よく考えると、ハリが長い間に身体をすこしずつゆるめてくれたおかげで、息が吐けるようになっていたので、1998年の自動車事故も大難が小難となったのだと気づくことになったのです。事故に遭って以来、医療は全く受けていません。薬も飲んでいません。

一箇所ゆるむとほかもゆるんでいく

身体が動くようになってから、あごも動くようになりました。また、体内に押し込まれて治っていたと思われていた口内炎が再度出てきました。さらに後頭部の目の後ろあたりのほくろもゆるみ、小さくなって色がうすれてきています。そのことから観察しますと、ほくろは点のように見えるため、独立したもののように感じますが、ほかの身体の部分とつながっているようです。そして、ほくろも糸のようになっている組織の表面部分のねじれですから、一箇所ほくろがあると、ほかもねじれているのです。身体のあちこちでねじり合って硬くし合うのです。ほくろは体内にがんがあるのと同じという説があります。

そのようなときは、もう痛みも感じないように麻痺しているらしく、逆にゆるんでくると、今まで圧力をかけてきたところが痛いと感じてきたりします。中国で、「実」の痛さ「虚」の痛さ、という言葉がありますが、もしかしたら「実」の痛さがこの痛さではないでしょうか。身体が治っていくほうの痛さだと思います。今まで圧迫されていた痛みが解放されて、身体が「やれやれ」と伸びをはじめたのです。

目と目で押さえ込んできたところにあったほくろがゆるんだということは、目が悪くても、広がればよくなるということになります。私には目のゆるんだ様子が見えるのです。時計回りに脊柱が回っているところや、足の親指にある目のツボとされているところが、目をつぶるとくるっと回って見えるのです。

それらはやはり、すべて身体の動きが作ってしまった結果としての姿勢に影響しているとしか考えられないのです。

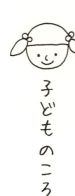

子どものころ

私は小さいころから身体はそれほど丈夫ではなく、虚弱体質というほどではなかったのですが、すごく太っていました。また、軽いてんかんをよく起こしました。具合が悪くなり、しばらく休んでは具合がよくなるのを待つこともしばしばでした。それで、よく両親に心配をかけたものです。父の友人が東大の大学病院のお医者さんでしたので、連れていってもらった記憶があります。高いところに上るとすごく心臓が苦しくなりましたし、じんましんをよく発症しました。じんましんを抑えるために、眠くなるレスタミンコーワという薬も服用していました。風邪もひきやすかったほうです。

また、はっきりした記憶はないのですが、7、8歳のころでしたか、血圧がとても低くなり、お医者さんが心配して注射を打ったそうなのです。胸の膻中《だんちゅう》(胸のまん中)というツボに注射の痕があります。以前から、この注射の痕が身体の不調と関係しているのではないかな、と思っていたのですが、お医者さんに聞くと、そのことが関係あるとは決しておっしゃいませんでした。注射は圧力を押しこんでいます。

18歳くらいのころには、急に右の腹部が痛くなることがよくありました。お医者さんに行っても、「なんでもないから心配するな」と言われましたが、あまりたびたび起きるので、近くの慈恵医大病院へ行き、よく診てもらうと、自律神経失調症と言われ、レントゲンの像を見ながら、「ほら、この白いもやもやと写っている部分の神経が過敏になっているのだから、あまり気を遣わないように」

と言われました(この白いもやもやは今になってみると解釈を反対にして、過敏な神経が広がった好転反応と思えてきましたが。骨が広がった?)。

そう言えば、たしかにそのころ私は悩みを持っていました。すると、白いもやもやと悩みは関係があるということになります。悩みは物をにぎって奥へ押し込む自分の姿勢が作っているのです。

歯科医院へ行くと、歯茎も人と違っていると言われていました。下の歯茎の付け根の両側が突き出たようになっているのです。違う歯科医院では老化現象と言われました。健康診断などでは、腎臓が少しおかしい、また子宮後屈がある、と言われたことがありますが、ではどうしたらよいのか、よくなる方法を教えていただいた憶えがありません。ほかの人から見ると、私は特に弱そうには見えず、ものすごく太っていて、むしろ健康に見えたと思います。

また、私が子どものころ、商売をしていた祖父や祖母が店番をしながら、「肩がこった、肩がこった」と言うので、私は二人の肩をたたいてあげていました。

わりと上手だと言われましたし、そのように私は人の身体に触るのが日常になっていたのです。ですから、普通の子どもよりも人の身体に関心を持つような状況がそろっていたと言えるかもしれません。

大人になってからも、膀胱炎《ぼうこうえん》や帯状疱疹《たいじょうほうしん》などの女性に多い病気によくかかりました。子宮筋腫があると言われたこともあります。年を取ると小さくなるから心配ないとは言われたのですが、今にして思うと、小さくなるというのは縮まるということなのでしょう。

小さくなるのはこわいことです。

また、のどが詰まったような感じがしてお医者さんに行ったこともありますが、ここでもなんでもないと言われました。本当に悪いときは、縮んだ部分が身体の奥のほうへ押し込まれて、レントゲンでは見えないのではないかと思うのです。肩がすごく痛くて腰も重かったこともありました。

そして、30代のころから、人の姿勢や身体に人一倍興味が湧き始め、時間さえあれば、いつも観察をしました。たとえば、しわはどうしてできるのか、かかとが硬くなるのはどうしてか、私の手の中指はまっすぐではなく曲がっているのはなぜかなど、人があまり気にしないことにとても関心がありました。そんなわけで、それからの私は、友人の紹介で仕事の合間にハリに行ったり、また、ハリの先生のお手伝いをしたりしていたのです。

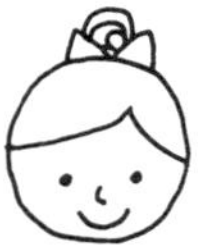

整体の学校へ

この章の最初で述べたように事故をする前にハリに行っていました。私は東洋医学の効きめに改めて驚きました。先生には、経絡というもので身体中はつながっていることなどを教わりました。

前述のように、15年勤めた会社の退職金を元手に、整体の学校へ通い始めました。卒業後は、ハリの先生のところで少し助手のようなことをしていました。先生がハリの施術を終えたあとの患者さんを、私は触らせてもらっていたのです。触るとき、ビンのふたをしめるほうに手を動かすとそれは暴力となり、ビンのふたを開けるほうにさわるとそれは治療となります。

その後、特に治療院を構えませんでしたが、我ながらあきれるほど人の身体が気になって、ボランティアと称しては年配の方々の集まりに出て、月に2回、1日に3、4人の方の身体を3年の間、触り続けていました。

みなさんは、私が触っているだけで喜んでくださいます。幸い私の手はとても温かいらしく、気持ちがいいと言われ、触り続けていると身体がふわっと柔らかくなる感覚があると、喜んでもらえたときの笑顔が忘れられません。整体をするというよりはマッサージに近い感じで接していたのですが、大体の患者さんは気持ちがいいと言ってくれました。

これらの経験から、私は、気持ちのいいという状態はこのように触ればなるのだなと、だんだんと理解していったのです。そして、気持ちがいいということは、身体が喜んでいることだと思えてきたのです。

さまざまな身体のくせを知る

人それぞれに姿勢による身体のくせがあります。そしてそれは千差万別です。

思い出すままにいろいろな例を挙げてみましょう。

猫背で背骨が胸側にのめり、肋骨がおなかのあたりに食い込んだようになっている人がいます。本人は自覚していないのですが、これでは内臓が窮屈で泣いているのです。ぜんそくの人は、肋骨に筋肉がへばりついているようです。

また、交通事故で足を骨折した息子さんの車いすを押しているという年配の人は、足を支える筋肉がしっかりしておらず、身体が前のめりになっていました。

体中が硬く、丸くなったまま、押し入れから出てこないおばあちゃんもいました。そこの家では、以前、商売をしていて、そのころはおばあちゃんが店番をしていたのですが、店をたたんでしまってからは、すっかりふさぎ込んでしまったようでした。家の人に頼まれ、一度だけ診てさし上げたのですが、おばあちゃんを押し入れから出すのも大変な苦労でした。やっとのことで押し入れから出たおばあちゃんの身体は、全身がとても硬く、柔軟性がまったくありませんでした。一度では治らないほどの硬さだったので、何度か診てさし上げたくて、連絡をしてくださいと言ったのですが、その後、家の方から連絡がなく、気になって、3か月後に電話をしたところ、家の人からおばあちゃんはノイローゼで亡くなってしまったと聞きました。

あのときは本当に驚きました。そして、「なぜ?」という思いでいっぱいでしたが、少しずつ私の考えを広げていくと、ノイローゼの人は身体が硬くなっています。本人が周囲から見てなにもしていなくても、同じ姿勢をいつも続けていると、縮めているほうに力が働いているのです。言い方を変えると、縮めるほうにセンサーが働いているということになります。身体はますます硬くなり、頭も硬いためノイローゼという症状も出ますが、一方では心臓も硬くして、いつか止まるということになるのです。ですから、ノイローゼという病は姿勢と関係があるということになります。

そんな人たちに対し、足の裏から、手先から、少しずつ筋肉の硬くなっているところを手でほぐしていくと、たいていの人(十人中九人)は眠くなると言います。整体の教科書を読み直してみて、「あっ、これは副交感神経が働くのでは」と常々思っていました。

ほかにも、同じ方向にねじって歩いてしまう人がかかる股関節転移（関節のずれ）も、ほぐすことによって治るようですし、関連性のあるテーマはまだまだあるようです。自分の身体は自分で作っていくものだとつくづく実感します。健康でなくては、と、私自身も身体を伸ばすよう心がけています。若いころからの疑問が、東洋医学的見方でどんどん解決すると感じたのです。

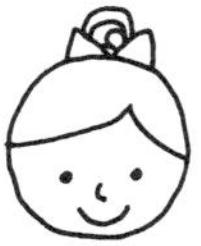

支え合いからゆるめ合いへ

人の身体を診てさし上げるとき、私は、おたがいが広がるように、ビンのふたを開けるほうへ手を動かします。すると、相手の身体も広がって見えてきます。おたがいに広げ合っているわけです。相手の人も、私を広げるような行動が出てきます。支え合いからゆるめ合いです。私たちは身体のくせとして気づかずにビンのふたをしめる方向（またはプラスのドライバーをまわす方向）に手を動かしています。これは自分の身体をしめつけていることになります。

首をゆっくりと前後左右に回して、後ろを振り向くようにする動作など、こういうことは実際にやってみないと効果はわかりません。昔から伝わっていることを、ゆっくり振り返ってみる時間を、おたがいに作っていきませんか。ほどけてくる力は、暴力にはつながりません。人は進化しすぎて、帰り道がわからなくなっているのではないでしょうか。

身体の中で起きていることは、外からは見えませんが、確実になにかが起きています。たとえば、私の目が良くなり、白髪がなく、便秘がなくなり、爪が大きく手や足が大きくなり、差し歯などの人工的なものを排除する動き（私の以前の差し歯は取れてしまいました）が出てきます。便の出方にも大変興味深いものがあります。ビンのふたをしめる方向にまわしながら吸い込んでいた息、酸素が、いつの間にかたまっていた老廃物となっていたのですが、その老廃物がしぼり出るのではなくゆるめ出て、体もゆるんできたのです。便の形も常識とは全く違います。

考え方も前よりゆっくりになってきました。考え方一つ取っても、中心を追いかけるような姿勢で考えていると、狭い考えになります。寝転がって空を見ながら考えるくせを作ると、全体を見る力がついてきますし、人の話を聞けるようになります。そのほうが、自分にとってどれだけよいことでしょう。一緒に考えてみませんか。

私は、いつも、いつもそう思っています。

お互いに大空を見ながら大地に身体をあずけて話をしましょう。手を広げてうつぶせ寝すれば、くるしくありません。

私は人の身体をゆるめてさし上げながら自分の身体もゆるめて元気になってきました。

お互いさまという言葉はなるほど！

現在76歳の私の身体からの報告

最近の私の身体の状態は以下のとおりです。長い間ついたままだった身体のくせは、同じくらいの時間をかけないと直りません。すぐには無理なのです。私は長い時間をかけて、私の身体で私の考えが正しかったことを証明しましたので、お知らせします。

① めがねなしで新聞が読める
② 手のひら、足の裏が大きくなり、安定して立っていられる
③ 握力が弱い

④　爪がほどけ、糸のようになることがある
⑤　胸の奥が痛いことがある
⑥　食べ物がのどにつっかえるように感じることがある
⑦　お通じが丸く硬い状態でぽろぽろ出てくる（長い形のときもある）
⑧　お小水があふれるように出てくる
⑨　血圧の数値は常に１８０～２００くらいある
⑩　おへそから大きな垢が出てきた

順を追って説明しましょう。

1の解釈　目に圧力をかけていたものが、ぜんまいをゆるめるように広がってきて、見えるようになってきた。

2の解釈　身体のぜんまいもゆるまってきた。足はいわゆる仏像の状態に近づいてきた。押されても立っていられる状態になった。

3の解釈　身体のしめつけがなくなった証拠。難病の人は握力が強いというが、その逆の状態になった。

4の解釈　不思議ですが、本当のことで、写真もあります。何回も言うようですがこの

写真は友人の高柳さんに実際に見ていただき写してもらいました。それをあり得ないというのは高柳さんに失礼なことではないでしょうか？　身体の中のものがほぐれて空気中に広がって出てきた証拠です。今の科学では説明できないでしょう。

5の解釈　身体の奥からほどけているのです。体の奥の痛さを感じてくるのは良いことです。

6の解釈　東洋医学でいうと、「会陰《えいん》」（外陰部と肛門の中央部）から、くちびるの下の「承漿《しょうしょう》」に上っている気の流れが動き出した証拠です。これまでは下に向かって動くだけだったものが、上に向かっても動くようになったということ。

7の解釈　しこりの状態のものが少しずつほどけている証拠です。ゆるむと老廃物が外に出てきます。にぎりしめる力で奥のほうで丸くかたまっていたものが出てきました。

このごろではものすごい長い形で出てきます。写真もとってありますが！

また、私は医療行為（手術）をしなければ死ぬと言われて、かれこれ10年です。まだ生きている私は何なのか？　よく寝ていれば良くなりますとおっしゃった昔のお医者さんやお産婆さんの言葉を思い返しましょう。

第４章　最近の出来事に思うこと

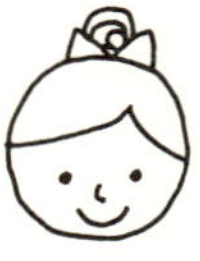

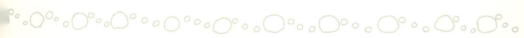

薬、ワクチンは本当に必要か

最近、病院へ行くと、とにかくたくさんの薬が処方されるそうです。

私の考えでは、薬は百害あって一利なしです。でも薬のメーカーは、味をチョコ味などにして、飲みやすいように売るようになっていますね。薬の広告もたくさん出ています。それはとてもこわいこととして、私の目にはいつも映っています。注射も酸素吸入も一緒。注射は身体に無理に押し込むことそのものですし、私の伯父は、酸素吸入をしながら亡くなりました。

また、最近子宮頸《けい》がんワクチンをする方も増えましたね。体内に物を入れ込むことの意味（子宮頸がんワクチンや臓器移植なども含めて）をもう一度考えてみてください。今の常識の99・9パーセントは仮説であるという説もあるのです。

私は若い頃、ものすごい量のじんましんができて、お医者さんの処方で抗ヒスタミン剤をたくさん飲みました。

郵便はがき

料金受取人払郵便

新宿局承認

8477

差出有効期間
2020年12月
31日まで
(切手不要)

1 6 0-8 7 9 1

1 4 1

東京都新宿区新宿1－10－1

(株)文芸社

愛読者カード係 行

お名前《ふりがな》		明治 大正 昭和 平成	年生	歳
ご住所《ふりがな》	□□□-□□□□		性別 男・女	
お電話番号	(書籍ご注文の際に必要です)	ご職業		
E-mail				

ご購読雑誌(複数可)	ご購読新聞 新聞

最近読んでおもしろかった本や今後、とりあげてほしいテーマをお教えください。

ご自分の研究成果や経験、お考え等を出版してみたいというお気持ちはありますか。

ある　　ない　　内容・テーマ(　　　　　　　　　　　　　　　)

現在完成した作品をお持ちですか。

ある　　ない　　ジャンル・原稿量(　　　　　　　　　　　　　　　)

書　名				
お買上 書　店	都道 府県	市区 郡	書店名	書店
			ご購入日	年　　月　　日

本書をどこでお知りになりましたか?

1.書店店頭　2.知人にすすめられて　3.インターネット(サイト名　　　　　　　　)

4.DMハガキ　5.広告、記事を見て(新聞、雑誌名　　　　　　　　)

上の質問に関連して、ご購入の決め手となったのは?

1.タイトル　2.著者　3.内容　4.カバーデザイン　5.帯

その他ご自由にお書きください。

(　　　　　　　　)

本書についてのご意見、ご感想をお聞かせください。

①内容について

②カバー、タイトル、帯について

弊社Webサイトからもご意見、ご感想をお寄せいただけます。

ご協力ありがとうございました。

※お寄せいただいたご意見、ご感想は新聞広告等で匿名にて使わせていただくことがあります。

※お客様の個人情報は、小社からの連絡のみに使用します。社外に提供することは一切ありません。

■書籍のご注文は、お近くの書店または、ブックサービス(0120-29-9625)、セブンネットショッピング(http://7net.omni7.jp/)にお申し込み下さい。

物を飲みすぎ、身体が緊張し、緊張しすぎた身体は痛みやかゆみを感じなくなります。交感神経が働きすぎて、緊張体質となり、私の身体はゆとりをなくして、「せっかち」な性格になっていました。また、この緊張が身体をひきしめ、老廃物を体内に閉じ込めたまま身体をやせさせていきます。やせるのが良いというのは、ものすごく危険な考え方です。

そのうち、じんましんはなくなり、ただ痛みに変わっていったので、私は少なくともじんましんは治ったと思っていましたが、そうではありませんでした。かゆみを感じなくなったのです。身体の中に物質が増えると、かゆみを感じ、もっと増えていくと痛さを感じ、もっと増えると感じなくなるということが本に書いてありました。なるほど!

これは私の経験です。お医者さんの言うことを聞くのも大切でしょうが、体験者の話を聞くというのも、大切ではないでしょうか。

薬に頼り過ぎると、体内に薬が入る隙間がなくなり、窒息状態になります。私の若いころは抗生物質は百害あって一利なしと習いました。抗生物質が効かなくなるのは耐性菌が増えているという見方もありますが、耐性というより物理的にそれ以上は要らなくなってしまったということです。満員電車にさらに人が乗り込もうとするとみんな窒息します、それ以上入り込むことができない、これと同じことです。

身近なところでいうと、せきやたんが出るとき、薬を飲む方が多いと思います。せきやたんが出るということは、身体が無駄なものを外に出しているということ。身体にとって良いことなのです。そこへ薬を飲んだらどうなるか考えてみてください。

私が住む市で、救急救命士の方のお話を聞く会が開かれたことがあります。お話ししてくださった救命士は、「胸を押して人工呼吸をしたときに助かる人は、せきやたんを出す」と言っていました。これもせきやたんが出るほうがよいという証拠です。人が助かることを指す言葉に、「息を吹き返す」というのがありますね。まさに何かを「出す」と人の身体はよくなるということなのです。亡くなるときは息をひきとるといいますね。

また、その方は、「医者が死亡診断を出した方には、もう処置はしない」とも言っていました。しかし、私は雪山で遭難した方にしつこく人工呼吸をして、息を吹き返すことがあったというニュースを新聞で読んだことがあります。専門家の言うことがいつも正しいと思って、自分で考えることをやめてしまっては、助かる命も助かりません。もう少し自分で感じている真実に目を向けましょう。

働きすぎてご自身が疲れておられるお医者さんに患者さんを治せるのか?

西洋医学のお医者さんには、機械で見えるものがすべてと考えている方が多いようです。しかも薬などを処方して、飲み込みすぎる力を強くして、表面的によくなったように見せ、悪い部分をどんどん奥に押し込めてしまうことがあります。

私は3、4年前、定期健診で「このまま行くと死んでしまう」と言われました。心臓が悪かったようです。どんな病名を言われたのか、覚えていません。なぜ覚えていないかと言うと、私はその前から何年もハリの治療をしていて、お医者さんの言うこととは逆に、自分の身体がよくなっていると実感していたときだったので、お医者さんの言うことは頭に入らなかったのです。

東洋医学が大切にしているのは、「手で触ること」。身体の奥にある見えない部分を治療することです。そして病名より症状を観察することを大切にします。

私もたしかに身体の奥が痛さを感じ、かゆみを感じましたが、どんどん身体がゆるんできていて、お小水もたくさん出るようになっていました。お小水が増えるというのは、身体がよくなってきている証拠です。友人からも元気になってきたと言われていました。なにより今も元気に暮らしている私そのものが、私の考えが正しかったことを証明しています。子宮筋腫になったときもそうでした。私は気にせず、いつものようにハリをしていましたが、筋腫のまわりはやわらかくなって（ほどけて）きました。

西洋医学の方は人間の決めた知識をたくさん勉強をすることが大切と考えているようですが、自然全体の中の身体としてのとらえ方がないように思います。自分の考えは間違っているかもしれない、と考える余地が必要ですね。中には、私と同じ考えをおっしゃる西洋医学のお医者さんもいますし、そういう本も出ています。ただし、まだごく少数。もっと広い見方ができるようなお医者さんが増えることを願っています。読まないのはもったいない。

専門家の方々は、いろいろな理論についてお話しされます。しかし、この方々の理屈が全部あたっているとしたら、その方々が病気になるはずはありません。専門家は専門以外のことは知らないのだと言った知人がいます。忙しすぎるお医者さんが無理をしている体で人を見てあげることができるのでしょうか？

スポーツをする方は、筋肉が盛り上がっています。その状態が、健康だと思いますか？

盛り上がった筋肉の奥には、老廃物がたまっています。胆石とか、水がたまるとか、こぶ状のもの、にきび、ほくろ、脂肪のかたまりなど、老廃物が外に出られないままの状態で固まっています。筋肉もりもりの方は、目が悪い、歯が悪い、お小水が出にくい、下痢をしやすいといったことはありませんか？　普段から無理な動きをして、身体をいじめないように！　スポーツ選手などは、お小水とかお通じの出方が自分の意志でコントロールできない人が多いとか。これも新聞で知りました。

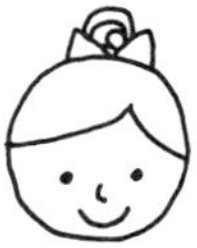

お医者さんには、目の前の患者さんを見てほしい

２０１７年12月5日の朝日新聞に、小児科医の毛利《もうり》子来《たねき》先生の追悼記事が掲載されていました。

私も記事を読んではじめて知ったのですが、この先生は「たぬき先生」という愛称で、常識にとらわれない診療をする先生として、非常に多くの患者さんたちに慕われていたそうです。

たとえば、赤ちゃんが「卒乳」できないことを相談しにいった主婦がいたそうです。多くのお医者さんは「～が原因だ」などと、何か問題があるとして診察していくようですが、この先生は「おっぱいは赤ちゃんにとって至福のとき。そのうち頼んでも飲まなくなり、母親以外の女の人のおっぱいに興味を持つようになりますよ」とアドバイスし、とくに気に病むことではないとお母さんに助言することで、安心させたそうです。

歌手の加藤登紀子さんも3代にわたって通っていたと書いてありました。旅行中、子どもが餅《もち》を食べすぎて呼吸困難になり、慌てて電話してきたときには「腸がつまっているだけ。すぐに浣腸《かんちょう》しなさい」と笑って返し、実際そのとおりにすると、すぐにその子どもは治ったとのことです。加藤さんいわく「母親を責める医者が多いけれど、先生は母親の精神的な負担を和らげるように見守ってくださった」とのこと。

「もっと自分の身体の声を聴くこと」をおすすめしている私としては、もちろんこの「たぬき先生」の診療の仕方に大変共感しました。

最近のお医者さんは、目の前の患者さんに向き合わないで、本で勉強した理論のほうを優先し、むしろよい診療ができなくなってしまっていることが、このお話からもわかると思います。

身体のことを本当に理解したいのなら、まずは身体に耳をかたむけてみましょう。勉強で得た理論では、頭でっかちになってしまうばかりで、本当のことは見えなくなってしまうのです。ご自身の中で、一度得た知識を無視するのはなかなか大変なこととは思いますが、お医者さんたちには、もう少し目の前の患者さんを見ていただきたいと思います。

タミフルなんて、もってのほか

タミフルはインフルエンザウイルス感染症に対する経口薬として、日本では２００１年から販売されるようになりました。しかし、その3年後、「重大な副作用」として異常行動が現れた場合には投与を中止することが添付文書に書かれます。２００７年には、タミフルを服用したと見られる中学生が自宅のマンションから転落死してしまう事例が起こり、処方について適切な対応が必要とされました。

そんな中、２００９年6月4日の朝日新聞に、厚生労働省の臨床作業部会で「タミフルの10代の患者への使用制限を緩める必要はない」と認識が一致したという記事がありました。この会議では、２００６年から２００９年のインフルエンザの流行を追った研究で、インフルエンザの患者数と異常行動の発生数の増減がほぼ比例することから、インフルエンザ自体が異常行動を引き起こすことを確認したと書かれています。一方で、タミフル服用による因果関係の有無は結論が出せなかったとも書かれていましたが、タミフル使用制限が徹底された２００８年以降は、タミフル服用者の転落・飛び降り事故は報告されていないそうです。

ところが、２０１６年11月24日の同新聞には、「タミフル１歳未満使用可に」という記事が載りました。乳児はインフルエンザ脳症が重症化することが多く、欧米では１歳未満でも処方されていることから、日本でも対象を拡大したそうです。

私の考えからはもちろん、タミフルの使用をすすめません。タミフルだけではなく、ほとんどの薬をすすめていないので、当たり前ですね。

機械ではわかりませんが、現代の赤ちゃんは生まれたときから身体が硬く、ストレスを抱えた状態で生まれてきます。その状態の身体に投薬するなんて、身体がもっと緊張してしまうではありませんか。

薬は身体に急激に入り込み、じっとしていられない興奮状態を作ってしまいます。それが進むと今度は身動きができなくなって、窒息状態になります。強く入り込む力は、吐く力（抵抗力）を止めてしまうのです。大人もそうですが、幼い命に刺激の強いタミフルを使うなんて、もってのほかです。そう思いませんか？　みなさん思ってください！

いじめが増えている理由は何か

いじめ問題は時代が進むにつれ、どんどん増えているように思います。

私としては、いじめは、身体が硬いことが大きく影響していることを知ってほしいといつも思っています。

身体が硬くなると、一定方向へしか手が動かなくなり、手が出る、人を殴るなどの現象が起きてしまうのです。これはいじめだけでなく、多発する暴力事件なども同じ理由が考えられます。余儀なく圧縮、緊張を強いられてゆがんだ身体の力は、本人の意志ではなく、強いられた緊張の力の先へと方向を決めてしまうわけです。

また、近年大きく取り上げられる子どものＡＤＨＤ（注意欠陥・多動性障害）と言われているものも、硬い身体が原因のひとつであると思います。ＡＤＨＤは不注意、多動性、衝動性の３つの症状が見られるといいます。授業中などに長時間席に座っていられない、極度に落ち着きがない、突然走り出したり、大きな声を出したりするなど、その症状は人によって異なります。

しかし、身体にゆるみがなく硬い状態になった子どもたちは、自身も苦しいはずです。その苦しさが極限に達したとき、さまざまな行動を引き起こしてしまうとは考えられないでしょうか。

いじめの加害者、被害者にならないためにも、また、暴力事件の当事者にならないためにも、身体をゆるめ合うことは大切なことなのです。わが子がＡＤＨＤではないか……といった不安を抱えているなら、まずは硬い身体をゆるめるような運動や動作を日常生活で心がけるよう教えてあげてください。日常では、前へかがむ状態がほとんどです。腕を後ろに引くなどふだんしていない動作をぜひしてみてください。前の本にいじめの行動をしなくなった男の子の例を書いておきました。

うつ病について

現在の医療は機械でしか診療をしません。

伝達する細胞はがん細胞になるという研究があるのはご存じですか？　電流のようにいつも同じ方向へ流れていると、たとえばホースでいつも何かを流していると、必ずいつかどこかにこぶ状のものができます。身体の奥にある場合は、それをレントゲンで見ても、見つけることはできません。機械に写らないと見えないことと同じになりますから。そこで、何もないから大丈夫、とお医者さんは判断している可能性があります。

しかし、手で触れば、硬くごりごりとした感触があります。手の感じを大切にすること。

私がうつ病の方を診てさし上げたとき、よくなるにつれて、くしゃみ、せき、たん、お小水がたくさん体内から出てきました。少しずつ少しずつ外に出すことが大切です。一度によくなることはあり得ません。その後、その方は精神科の先生にもよくなったと言われました。

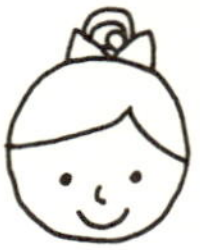

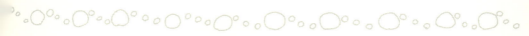

いろいろなタレントさんを見ていて

人気者で元気そうに見えるタレントさんたちを楽しく拝見しているのですが、どうやらご自身の身体が緊張の連続の中にあるようです。自分の身体の無理に気づかず動きまわっています。

気になるのは声の出し方。身体に無理な圧縮をかけながら、声を出しているようです。圧縮しながら話すと、声のトーンが高くなります。そしてそれを続けると、身体は硬化して、骨も硬くなり、ゆるみがなくなります。息を吸う→身体の中で圧縮される→声として爆発する、といった感じです。

いつも元気な人とみんなに思われたくて、そう思われるように身体を動かす習慣がついてしまっているようです。サービス精神は自分の身体にも必要。こういった方は、頭のいい人に非常に多い。器用だったり、親切すぎる人も要注意ですよ。

一方で、うつ病の方が増えていますが、何も元気だからといって、いいことばかりではありません。元気というものへの解釈は二通りあります。

一つ目の元気とは、せっかち元気、窒息へ向かう元気です。マグロやカツオのように、つねに水中でくるくると元気に泳いでいますが、止まれないという元気。これは、もし止まったら、死んでしまうということを意味します。

二つ目の元気は、ゆったりとした元気です。例えば、仏像のように楽に身をかまえた姿につながります。急ぐこともなく、身体も心も健康な状態です。

今、世の中が常識としている元気というのは、スポーツなどの一つ目の元気ではないでしょうか。元気という一般的にプラスのイメージの言葉が使われていますが、それは決してよい状態ではありません。一つ目の元気を続けていると、必ず身体に負担、無理がかかります。しかも、止まってしまったら、死んでしまうのです。みなさん、どうか二つ目の元気を目指しましょう。

美人といわれる女優さんたちに

美人といわれる女優さんの多くは、前のようなふっくらした感じが少なくなって、顔つきがするどい人が多いですね。筋トレをしている人が多いとか。

筋トレ系の動きは、身体の内側をひきしめすぎてしまいます。

また、目が大きいのは、あまりよくありません。常識とは反対のことなので、おせっかいおばさんの余計なお世話と思われてしまうかもしれませんね。

目が大きいというのは、目に力が入りすぎているということ。顔が小さいわりに目が大きい、あごが小さいというのは、歯に力が入りすぎているということです。手もにぎりしめすぎているでしょう。

まつげがくるんとしているのも、目のまわりに圧力がかかっているということです。飛び出す力があるのです。つけまつげをする若い女性もいますが、これについても私はすすめられません。

頭が良すぎる、気がつきすぎる、記憶力がよすぎる。ぼんやりできないのでしょう。何でも自分でできてしまうというのは、自分の身体をいじめているということです。

私は今の若い女性の身体が非常に気になります。

本当にみなさん、勘違いしていることが多いようです。「ウエストきゅっと」とか「おっぱい上を向いてきゅんと」とかは、圧迫されている証拠です。ウエストが細い人は、だいたい腎臓などの内臓をおかしくしています。私もそうでした。

若い人たちの代表として、もっとゆるやかな動きをしてほしいと思いました。スポーツ選手全般にも言えます。体をしめつける下着やきついブラジャーはやめましょう。私はブラジャーはしていません。

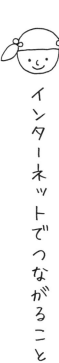

インターネットでつながること

ネットワークでつながるということは、私たちの視線が同じ方向しか見えなくなることだと私は考えています。頭の後ろで違う現象が起きているかもしれないのです。

仏教には「曼荼羅図《まんだらず》」というものがあります。仏様たちの姿は何事にもよりかからず、その姿勢によってみんなでゆったり過ごそうということを示しているのだそうです。

この曼荼羅図のように、一体一体がお互いにゆったりしながらつながっていくことのほうが私は理想的ではないかと思うのです。ですから、「支え合い」ということにも、私は疑問を感じています。自分を緊張させながらつながるのは、自分を「縮《ちぢ》め体《たい》」にすることです。

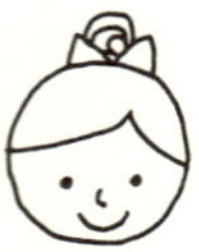

孤独はコミュニケーション力の問題ではない？

２００９年1月29日の朝日新聞に、「心はからだで、からだは心」という記事が掲載されていました。これは、鍼灸《しんきゅう》師の方からのお話でしたから、私と同じ東洋医学の考え方がもとになっていますね。ですから、私は大変共感いたしました。

その方は以下のようにお話されていました。

「薬や医者、鍼灸師まかせだと、いい状態は長く続かない。体が悪いということは、単に病気になるということではない。孤独な人はもっと孤独に、不安な人はもっと厭世観がひどくなる。孤独って体が緊張すること。緊張し不安がひどくなる。秋葉原の無差別殺傷事件も、年に3万人余の自殺も心細さの極致で起きていることではないかしら」。

これこそまさに、私も言いたいことです。

心の問題は、身体の問題です。身体の病気が心の病気を引き起こし、異常な行動につながることもあるのです。

話が少しそれますが、最近の若い人は、ハリにはあまり行かないようですね。

2013年8月24日の朝日新聞に、鍼灸師になった若者たちが、将来を悲観して転職してしまうということが書かれていました。鍼灸院そのものに通う患者数が少ないからだといいます。東洋医学に目覚めた若者が鍼灸の道に進んだとしても、東洋医学に理解がある人がほんとうに少ないのが現状です。私は鍼灸、ヨガ・整体など、先人の知恵を取り入れた治療はぜひ受けてみてほしいと思っています。

東洋医学的見方は、身体を全方向から見る見方です。関心を持たれている人がいたら私は安心します。西洋医学は機械で一方向でしか見ないので、わかることは限られてきます。

心を楽にするためには、まず身体をほぐすことです。ほとんどの人が身体が硬いとお見受けします。

みんなで身体を広げる習慣を作りましょう。

人と話すことが苦手で孤独な人は「コミュ障」などと言われて、コミュニケーション能力を磨くことが大切だなんて言われていますが、そういう方は、まずは何も考えないで、身体を広げてみてください。身体がほぐれることで、きっといろいろな心の悩みが少なくなり、気付いたときには、口も大きく開くようになり、人とうまく話せるようになって、さまざまなきっかけに出合えるはずです。

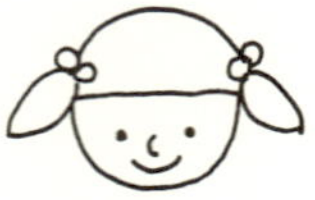

科学がすべて? 昔から伝わることを大切に

今からもう10年くらい前の新聞ですが、「科学と宗教の心に迫る」という記事がありました。認知脳科学者の藤田一郎先生と、原始仏教専門の佐々木閑先生の対談がもとになっている記事です。ともに「心」について、それぞれの方法でアプローチしているお二人の、大変興味深いお話でした。

藤田先生によると、人間は目で見た情報を脳で日常に即して処理しているので、見たものそのものが「現実」ではないこともあるそうです。いくらかは錯覚もありますし、自分で選択したもののつもりでも、無意識によって支配された感覚で選びとったものかもしれないのです。そういった脳の不確かさを発見できたのは科学の功績です。

一方で佐々木先生によると、2500年前に作られたお釈迦《しゃか》さまの思想は、錯覚でゆがんだ主観を排除し、客観性を重視する「真理の探究」を説いているといいます。「主観を排し、客観性を重視する姿勢は、まさに自然科学と同じです」とおっしゃっていました。

この記事はこうまとめています。「科学と宗教は相いれないと決めつけず、お互いを新鮮な目で見つめ直せば、長い間には新しい宗教観や科学観が生まれるかもしれません」。

私は、西洋医学と東洋医学でも、同じようなことが言えると思いました。科学・西洋医学がすべてではありません。宗教・東洋医学にも耳を傾けてみませんか？

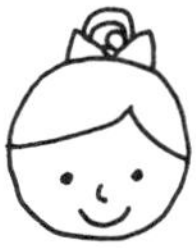

原発廃止しましょう

原発は今すぐ廃止すべきという考えの方々がたくさんいらっしゃる一方で、扱い方に気を付ければ、いろいろな可能性を見いだせるから研究開発を進めるべきだという方々もいらっしゃいます。後者の方は、人間の無限の可能性を信じているのでしょうか。信じて研究・追究していくと、理論上、取り扱いを工夫すれば、原発は安全ということになるという主張があるようです。

しかし、よく考えてみてください。原発を安全に扱おうとすると、人々は常に原発中心に考えていかなければならなくなります。自分たち自身が中心なのではなく、原発中心になってしまうのです。身体を常に原発のほうへしばられていることになります。

そういった生活は、人の身体にものすごく大きな負担をかけることになります。当然、ゆっくりとする時間もなくなり、横になって寝る時間も少なくなります。結果として、人は自分の身体を窒息させ、自滅させることになるのです。

そのほかにも、地震などの天変地異が起きたときのもろさは（地震は地球が人間などがしていることに対してもうやめろと身ぶるいをしている状態?）、もうみなさん知っていますね。あんなことが起きたあとでも、まだ原発を廃止すべきではないと思う方がいるなんて、一体その方は、どうしてしまったのだろうと、私はとても不安に思います。お勉強のしすぎでしょうか。身体のどこかが悪いのでしょうか。原発のことしか考えられない、まわりが見えない、これは立派な病気です。

そもそも、人は寝ないで理論を作っていこうとすると、そのことに夢中になりすぎてしまい、自分の身体の限界がわからなくなります。身体と心は一対です。考えをつきつめると、身体もつきつめられます。目の前のことが見えなくなってしまいます。

やはり、原発はやめましょう。というより、手を広げてゆっくり寝ていれば原発をつくろうという気持ちはおきません。

きっと原発を発明した人はゆったりできない身体だったのです。原発＝自滅です。

整体師から見た原発の考えです。どうかこの声が届きますように。

危険な不眠症社会！

２０１１年2月23日の朝日新聞の記事からです。滋賀医科大特任教授・世界睡眠学会連合副会長の大川匡子先生が「我が国も『睡眠の日』必要」とおっしゃっていました。

記事によると、ここ数十年で日本人の睡眠時間は1時間短くなり、夜型生活をする人も増えたといいます。これは単に時間の問題もありますが、横になっても質の高い睡眠がとれていない人も増えてきているそうです。時間と質の二重苦なのです。

不眠症は夜に眠れないという辛さもありますが、そのせいで日中にも、だるさや倦怠感が残ってしまうので、1日中、症状に悩まされることになってしまいます。原因はストレスが多いと言われています。

また、実際、睡眠が十分にとれていない方は病気になりやすいことがわかっています。

みなさんは生活の中で、睡眠について考えることはありますか？　何か優先したことがあって、睡眠をおざなりにしていると、病気になってしまい、もともとやりたかったこともできなくなってしまいます。

私は、生活の中で、横になること、眠ることが一番優先すべきことなのではないかと考えます。病気になっているときも、横になっていれば治ってしまうことが本当に多いのです。つまり、普段からよく眠る習慣をつけていれば、病気になることもありませんね。みなさん、ぜひ、睡眠のためにたっぷり時間をとりましょう。そうすれば、常に健康でいられます。私の祖母は弱いと言われながら、よく寝て80歳すぎまで長生きしましたよ。

日本睡眠学会では、精神・神経科学振興財団とともに「睡眠の日」「睡眠健康週間」の制定を提唱しているそうです。また残業や深夜放送・深夜営業の自粛も提起しているようです。寝ないでいると人の身体の中に静電気が起きるのではないか？　地面に寝ることはアースの考え方と一致するのでは？

そういえば、最近ではコンビニが24時間営業をやめるという記事もありました。コンビニの本来の目的はコストカットや、利益から見てのことなのでしょうが、そうやって会社・社会などの大きな単位がまず状況を変えていくと、人はそれに合わせて生活を変えることができますね。

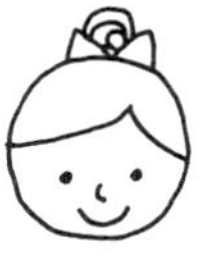

働きすぎると、馬も死ぬ

この衝撃的なタイトルは、２０１０年11月18日の朝日新聞のものです。ロシアの田舎で使われている言葉で、「馬に死なれたら元も子もない。人生、仕事より大切なものがある」という意味で使われているそうです。この記事は、ロシアの和食レストラン食材コンサルタントの方が、ロシアと日本の生活をそれぞれ経験し、比較して、日本の過酷な労働時間を問題視する記事でした。

ロシア出身のこの方から見ると、日本は「頑張らないと生きていけない」という精神が強すぎるそうです。なんとなく、思い当たるところのある人は、多いのではないでしょうか。とくに日本で生活している、ご自身の小学5年生の娘さんのことについて、以下のように話していました。

「朝7時ごろに家を出て、帰るのは夕方4時近く。ちょっと休んでから塾に行く。宿題もすごい量で、休む間もない。でも、他の子どもたちはもっとずっと勉強している。そして親や先生から『あれするな』『こうしなさい』というプレッシャーをかけられる。つまり子どもの時から休む習慣がなく、休み方もわからない。だから、大人になってもそのまま『頑張らないと生きていけない』となる」

この日本人の生活は、海外の方から見ると、とても心配な状況なのです。

おっしゃるとおり、身体を休める方法なんて、習ったことはありませんよね。でも、まわりがみんな、そうした生活をしていると、自分だけのんびりしていることはなかなかできない、置いていかれてしまう、みなさんはそう考えると思います。

ロシアの休日の数は、日本の休日の数とそう変わらないそうですが、ソ連時代の名残があり、日本人の考え方とは差があるようです。国全体として、もっと「さぼる」ことを考えているそうです。

日本人から見ると、さぼるなんて、なんだかいけないことをしている人たちのように思うかもしれませんが、私はけっしてさぼることが悪いことだとは思いません。ちょっとさぼってみるような時間をあえて作っていったほうが、健康で楽しい人生になると思いませんか？

熱中症が増えてきているのはなぜ？

最近、夏になると、熱中症になって救急車で運ばれたという人のニュースを頻繁に見かけますね。一昔前、私の子どもの頃なんて、そんな言葉すらなかったように思います。逆に昔は、今の人たちよりも長時間外で元気に遊んでいたように思いますが、倒れる人はあまりいませんでした。

もちろん昔と今では、気温が違います。気象庁のデータによると、30度以上になる真夏日は昔よりもずっと増えていますし、最低気温が25度を下回らない熱帯夜も増えています。気温の上昇にともなって、死者も増えているのですから、甘くみることのできない自然災害と言えます。

しかし、整体師の私が思うには、熱中症になる最大の原因は、身体がいつも緊張していて、息が吐けない状態になっているからだと思います。もちろん気温のこともあるでしょう。しかしほかにも注意すべき点があることに、みなさんも気付きましょう。

熱中症になったことのある人は、手をにぎりしめるくせはありませんか？　あるいは、そういうくせのある自分に気づかずに、いつも前へ前へ進むことばかりに夢中になっていませんか？　そういう身体の状態になると、視野が狭くなって、目の前のことしか目に入らないようになってしまいます。この身体のくせは、自律神経失調症につながることもあります。

熱中症にならないようにするには、長時間日射しの下にいないこと、適度な水分補給をすることがよく言われていますが、私からすると、そのことももちろん大切ですが、まずは日々の生活習慣の改善が何よりだと思います。身体の緊張状態をほぐすことです。

ただ、もし症状が出てしまったときには、とにかく平らなところで横になって安静にし、ゆっくり息を吐きましょう。身体をしめるようなベルトや下着をしているときは、それをはずします。するとつばがたくさん出てきて水を飲まなくてものどは渇かなくなります。

熱中症にはさまざまな症状があります。ともかく平らなところでごろごろしましょう。枕はしないほうがよいと思います。昔のお医者さんはよく寝ていれば良くなるとおっしゃいました。薬を請求してきた患者である私たちも反省したほうがいいかもしれません。

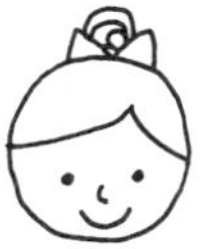

モラルハラスメント、DVについて

モラルハラスメントとは、最近できた言葉ですね。言葉や態度で相手に嫌がらせをすることです。これも原因として、さまざまなことが言われています。日本は男尊女卑の考えをもっている人が多いので、モラルハラスメントが蔓延しやすいという人もいます。

でも実は、これも身体が緊張していることが原因で起こることだと私は思っています。

加害者となる方は、私からすると、別に相手のことを傷つけたいわけではないのです。モラルどうこういう前に、広くものを見ることができなくなっているために、つい目の前のものに当たってしまうくせがついてしまっているのです。そのため、自覚のない人も多いといいますが、自覚をして止めたくても、止められない心理状態になっているのです。

また一方で、モラルハラスメントの被害者になる方も、いつも小さなミスで執拗に責められてしまうことから、もう絶対にミスをしないようにしようと、常に緊張した、がんじがらめの状態なります。身体がいつもこわばってしまうのです。

緊張した二人の間に起こることですから、たとえばそれが家庭内で起きている場合、逃げ場のない状況になりますね。生活のあらゆることが悪循環になって、日常が大変苦しいものになってしまいます。

私は、加害者、被害者にかかわらず、もし自分にどちらかの要素があったり、知っている人にその兆候があったりしたら、これもまずは身体をゆるめる生活を心がけることをおすすめします。

目の前の困難に一喜一憂せず、後ろを振りかえったら、きれいな花が咲いているかもしれないですよ！　自分の身体の緊張をほぐしてあげることが、解決への近道です。

また、ドメスティックバイオレンス（ＤＶ）でも同じことが言えます。暴力は受けるほうも大変ですが、暴力をふるってしまう加害者のほうも、身体の状態が普通ではないのです。じっとしていられない、衝動を起こしてしまう状態で、こういった方は、生まれつき心が緊張しやすい体質なのです。人は進化しながら緊張しやすい状態を作ってきてしまったのです。

まずはお互いに身体をゆるめることが解決につながると、私は考えます。同じことばかり言っている私はしつこいですね。

整体師から見ると、心の問題であるようなことでも、だいたいは身体の問題であることがわかります。どんなことでもすぐ考えて結論を出すというより、まずは身体をちゃんとゆるめてから考えましょう。

子どもに安楽死を認めていいの？

ベルギーでは、２００２年に18歳以上を対象として安楽死を認める法律ができました。世界で安楽死を初めて認めたのは２００１年のオランダで、そこにベルギー、ルクセンブルクが続いたとのこと。しかし２０１４年３月６日の朝日新聞によると、この度、ベルギーでは年齢制限をなくすことが決まったそうです。年齢の下限を決めない法律は、世界初です。

新聞記事によると、ベルギーでは、子どもは子どもであっても、大人と同等に死を選ぶ権利が認められるべきだと考えているようです。ただし、もちろんだれもが認められるわけではなく、制限を設けているそうです。重い病気で回復の見込みがない場合、さらに親も同意した場合のみ。そして精神分析医が、子どもが判断能力のある状態かどうかも診るようです。

日本では安楽死が認められていません。世界ではその要望が増えているので、今後どうなるかわかりませんが、新聞にも書いてありましたが、私は安楽死は「自殺の手助け」でしかないと思っています。

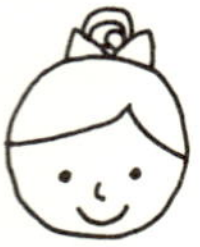

マスクってするといいものなの？

電車に乗ると、マスクをしている人をたくさん見かけます。とくに春は花粉症対策もあるので、マスクをつけている人のほうが、つけていない人よりも多くなるのではないでしょうか。

私の考えからすると、マスクはあまり良いものではありません。なぜかというと、マスクをすることで吐く力より吸う力が強くなり、マスクの生地の目を通って、菌が入ってきてしまうように思うからです。

吸いすぎるのはよくありません。菌だって、吸いすぎるから体内に入るのであって、菌自体は悪いものではありません。相手のせいにするのはやめましょう。

吐く力があれば、マスクはいりません。息を吐くと相手に移してしまうと思うかもしれませんが、相手も息を吐いていれば、移ることもありません。

酸素も吸いすぎると毒になると書いている本もあります。酸素でもなんでも、身体にため込んでしまっては身体によくないのです。過ぎたるは及ばざるがごとし。私たちは生まれながらにして過呼吸であることに気付きましょう。

また、通勤の方を見ていると、男性はみなさん、ネクタイをしていますね。私から見ると、ネクタイも自らの首を絞めるものでしかありません。そんな窮屈に過ごしては、身体にいいわけありません。

マスクをして、ネクタイを締める。本人は、両方ともそうしなければいけないと思ってやっているのでしょうが、むしろ物事を悪い方向に進めているということを、どうか気付いてほしい、と思っています。

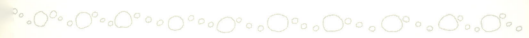

女性は土俵に入ってはいけないことと「人命」

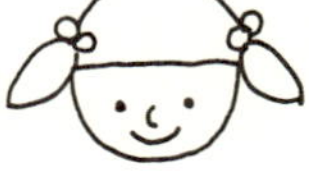

２０１８年4月10日の朝日新聞の投稿に私は共感しました。

それは相撲の土俵で倒れた市長を救うために女性たちが取った行動を絶賛するものでした。このご意見は、日ごろ医学に対してみなさんが感じているはずの違和感を認識するきっかけになるのではと思います。

世界は今、とても速いスピードで進んでいます。人間は意識せず、それに巻き込まれてしまっていて、自らの身体を固めてしまっています。地球全体が遠心力に巻き込まれているのではないでしょうか。

まず、土踏まずを固めています。本来ゆっくり歩いていれば、土踏まずは平らです。足の土に触れる面積が広ければ、身体にたまりすぎている余分なエネルギーを土に返すことができます。

また、手をにぎりしめすぎています。難病の人は握力が強いといいます。

息を吸い込む力が強くなりすぎ、吐く力が少ないのも特徴です。講談社ブルーバックスの『生命にとって酸素とは何か』という本にも、酸素といえども吸いすぎると毒になると書いてありました。吸い込みすぎた空気は石灰になり、身体にたまります。身体の奥へ奥へと老廃物がたまり、身体の部分同士を炎症させ、癒着させ、排泄ができなくなってしまいます（活性酸素）。

私たちが日常している腕を組むなどの動作のほか、スポーツ、注射、飲薬、たばこを吸う、なども身体を固めることになります。また、動作だけでなく、頭の中の一点にしぼる物の考え方もよくありません。

現代の医学で難病と言われる人は、知識を頭に入れすぎ、常に何かに身構え、身も心もゆるみなく緊張しています。身体が固くなると、物にぶつかりやすくなります。そして、ぶつかっても相手のほうが悪いと考えてしまうのです。前ばかりを見て、振り返ることができないのです。固い自分の身体も悪いのです。また、ぶつかられるほうも固いのです。

私は仕事として、子どもの身体に触れることもありますが、今の子どもたちは身体を振り返らせるように手当てすると、痛いと言います。身体が固まってしまい、首が回らない状態なのです。手にも力が入りすぎています。いろいろなことができすぎるのです。しかしそうやって自分を作りすぎてしまうと、自分で自分を止めることができなくなります。

杉晴夫先生という筋収縮の研究をされている方が、人は物を体内に入れすぎて、窒息して亡くなるというお話をされていました。

注射もいけません。お医者さんは患者さんの皮膚の一点に注射を入れ込みますが、患者さんは体内に緊張を押し込められます。お医者さんもお医者さんで注射をする動きは自身も身体が緊張した状態をつくっています。するほうも緊張するのです。するほうもされるほうにも悪いのです。


そこで心臓蘇生《そせい》がなぜ必要かという話ですが、心臓マッサージをしたあとは、せきやたんが大量に出て、快方に向かっていくそうです。となると、せきやたんを止めるために飲む薬はそれと逆の効果があることをわかっていただけると思います。

薬を飲むのではなく、地面にあおむけになるほうが身体にいいのです。身体を大きく広げて、大の字になり、息を吐きながら空を見上げる動作を心がけましょう。うつぶせも手を広げてすればそれも良いことです。

心臓マッサージの胸を広げさせ、手で押すという動作は、身体の緊張をゆるめ、身体を解こうとする動作です。身体にたまった静電気を地面に返すアースのような効果もあると私は考えています。そしてこれは、マッサージをする人にとってもよい効果があります。

ともに身体が広がっていくのです。するほうもされるほうにも良いのです。

前述のように私がハリをしてもらってから、せき、たんはティッシュボックス一箱を使い切るほど。そのほか、お小水、お通じ、くしゃみ、あくびが出ました。

それから、立っているより横になっていることのほうが多くなりました。歩き方もゆっくりになりました。握力は弱くなって、手や足はだんだん大きくなりました。足が大きくなれば、土踏まずの面積も広がりますね。近視でしたが、今ではめがねをかけなくても新聞が読めるようになりました。よく眠ることもできます。

もっというと不思議な体験もあったのですが、それを前の本で詳しく書いたので、ここではやめておきます。

最近、ハチのような虫を踏みそうになったら、足の親指に咬みつかれてしまいました。ものすごい痛みでしたが、一晩たったら治っていました（咬みつかれたことによって身体がほどけた？）。

ハリでゆるむようになった身体は、身体の奥にかかえこんでいたものをゆるめ、広げさせ、痛みやかゆみを分散させてくれるようになったのです。

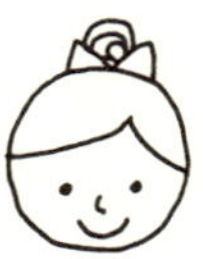

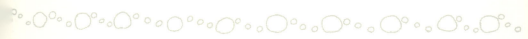

今の常識が全部反対に見えてきた～逆もまた真なり～

では、この章の最後に、まだ疑問に思っていることをまとめたいと思います。

私は私の考えで、身体にいいと思うことを続けてきました。その甲斐あって、どんどん身体はよい方向に向かっています。現在76歳で、第3章と重なりますが、以下のような証拠があります。

《私の身体の状態》

・視力がよい。新聞はめがねをかけずに読むことができる
・白髪がほとんどない。あってもすぐ抜ける
・お小水がよく出る
・お通じがよく、下痢をしない
・身体全体がやわらかい

・爪がほぐれて糸状になることがある
・地肌が広がって、髪の毛が立ってくる
・よく眠れる
・暑さ寒さを極端に感じない
・この30年くらい、病院に行っていない。むちろん薬も飲んでいない
・痛みを感じることがあっても、横になっていれば、うそのようによくなる
・ときどきけが状のものがあちこちに出て、ほっておくと治ってしまう
・血管がくもの巣のように赤く広がる（今まで圧縮されていた血管がひろがってきたと思われる。ほっておくと見えなくなり、その部分はやわらかくなる）
・時々目の奥に色のない虹のようなものが見える

《最近気づいたこと》

・常識とされることの、反対の見方の本を探すこと。「なるほど」がたくさん生まれてくる
・血圧が高いからといって、それは必ずしも危険ではない。ちなみに私はいつも200くらいあります
・知識がたまりすぎた脳は、バクハツ寸前である

・物覚えがよいこと、頭のよいことは、いいことのように思うかもしれないが、そういった人の身体は健康ではない
・ためることより、分散して外へ出すことが大事
・けがをしても薬はつけるな。薬はたまったものを外へ出せなくする、接着剤のようなもの。けがをして、力が外に出たということは、むしろ良いことでもある
・病気をしているときは、寝ているのが一番

それから、健康になった私は、以下のことが不思議でなりません。みなさんはどう思いますか？

《常識が全部反対に見えてきた！》

・糖分が出ることは悪いか？　今私たちの身体は便秘をはじめとして身体の外へ物を出せない状態になっています。そういう意味で糖分はなぜ出ると悪いとされているのか？　反対です。出てきてくれているのです
・スポーツなどで順位を競うこと。順位の速い子や、よく気のつくよい子、学力の高い子は、身体が硬いことが多い。つまり学校では、身体の硬い子どもを賞賛していることになる

・生まれてきたばかりの赤ちゃんに、予防接種、点滴、酸素吸入をすること。ますます窒息状態になってしまいます
・目の悪い人は、黒い眼鏡はしないほうがよいのではないか。黒で光を吸収して、かえって良くない状態に。目がまぶしく感じるということは、目が緊張しているということ。感じすぎているということ。私は最近まぶしさをあまり感じません
・赤ちゃんは過呼吸状態。なぜ体をゆるめて息の吐くことを教えないのか
・車椅子や杖の使用について。動けないということは、動けなくなっているほうの筋肉をほぐすことが大切。なのに補助具を使うのはなぜか。動けない部分をヨガ、気功、整体、ハリ、お灸、マッサージ、座禅などで動けるように持っていくことが大切。今磁石の飲み込む子がいるのだとか。子どもの身体が磁石状態になっている？　恐ろしいと思いませんか？
・風邪は病気ではない。熱を出すことで、身体を守っている（昔聞いた説です。今なるほど！と思います）
・花粉をなぜ悪いものととらえているのか。くしゃみや鼻水は身体の中のものを外に出す働きなので、止めることはない
・歯医者さんはなぜ歯の矯正として歯をかためる状態をつくっているのか？　口を開けられない状態をつくっている（息が吐けない）非常に危険。あくびすら自由にできない身体、

あくびは深呼吸です。

現代は、私にとって不思議なことだらけです。遠心分離機を使うということも。みなさんが当たり前にやっていることの中にも、考えてみるとちょっとおかしなことはありませんか？　一緒にぜひ考えてみませんか？

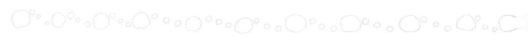

友人たちからの推薦文

友人Kさんの話

私は常泉さんと高校が一緒で1年後輩です。

たまたま私は友人に頼まれ、マイナスイオンのふとんの販売に携わっていたのですが、先輩はそのふとんについて、大変に関心を持ってくださって、健康についての対話がはずみました。また、私たちの高校は、お医者さんや研究者のお話を聞く機会が多く、時に常泉さんと同じようなことをおっしゃる先生もいらっしゃいます。

常識というものも、見方で変わってくるのだということを痛感しました。

私は思うところがあり、仏門に入っていますが、常泉さんは常に仏像の姿の話をされます。光背は糸がほぐれたもの、オーラだとか。

またアインシュタインは物体が糸でできていることにも言及しています。自分の身体の中に仏様の姿が見えたとか。

また、月は球体であるとされているけれど、人の目には三日月に見えることもあります。周囲の状況と、自分の位置によって違うように見えることもあるのだとか。

今の子どもたちは身体が硬すぎて、窒息しかけています。麻痺そのものも悪いですが、その状態を作った人間も麻酔を受け入れた人も悪いのです。人間すべてでお互いを反省するときが来ています。

常泉さんご自身は、不思議なほどいつにもまして元気です。常泉さんにそのように言われるとそういう見方もあると思えてきます。

友人Sさんの話

私は市役所前で30年ほど喫茶店をしています。

常泉さんはコーヒーが大好きとのことで、よくお見えになります。

あるとき常泉さんに身体を伸ばすことが大切、と言われました。

私はそれまでそんなことを考えたことはありませんでしたが、手を上に伸ばしたり、手をぶらぶらしていると、身体が本当によろこんでいるように感じられました。

また、薬を飲むことにも疑問を持ち始めました。

以前、石原裕次郎さんの奥様のまき子さんの著書を読みました。裕次郎さんの闘病のことが書かれているのですが、お薬を飲む話がどのページにも書かれているのが気になりました。裕次郎さんが亡くなったとき、まき子さんが診てきてくださった医師の方々にどうしてか聞いたそうです。

医師たちはだまって下を向いてしまったとか――。

私のお店にはいろいろな方がいらっしゃいます。

たとえばMさんは92歳の女性で、常泉さんと同じように東洋医学の考えをもとに施術をしています。相手は医師の奥様やそのお嬢さん。西洋医学的な治療の仕方では納得ができないのでしょう。ご主人である医師は「私は医者だ」とおっしゃり、良い顔をなさらないとか。

常泉さんは身体によいと思うことは、たとえ常識はずれと思われてしまうことでも、人に勧めています。今回もめげずに出版するとのこと。

お会いする度に元気になっていくようにお見受けする常泉さんを、私は応援しています。

友人Tさんの話

常泉さんとは、以前の会社からのご縁で、かれこれ40年くらいのお付き合いです。以来、いろいろなところに一緒に行き、健康の話をよくしています。

常泉さんの一つの特徴は、ご自分の意見がずっと変わらない、というところだと思います。薬は飲んではいけないというので、私も飲まないようになりました。ですが、元気です。常泉さんがおっしゃる、爪が糸のようにほぐれていく話の証拠になる写真は、私が撮りました。お医者さんに見せても信じてもらえないそうですが、本当にあったお話であることは私が知っています。常泉さんご自身がいつもお元気なのが、常泉さんのおっしゃることが間違いでないということの証明かと――。

今日もまた家にいらして、「変なことを頼むようだけれど私の奥歯をTさんの指でまわしてみて」と言われ、彼女には今までもいろいろたのまれていたので、もう変なことだと思わなくなっており、言われるがままままわしたら、本当に歯がまわりました。ゆるみはじめているということですね。

あとがき

お読みくださり、ありがとうございます。どうですか？　常識めがねははずれてきましたでしょうか？　それが私の望むところなのです。常識はずれのことばかり言っている私は、これはこれで命がけでお話しさせていただいています。人と違うことを言うのは一人で責任をとるということになりますものね。思い返してみると、1作目の『もっと身体と話をしよう』では眼球の糸がほどけてきたことも書きましたが、そういうことが、今の私につながって、今元気な私がいます。

なんだか私の体験談はまだまだ続きそうです。この刊でひとまず今までのご報告をしました。そして、やはりどう考えても「地球の表面でゆっくり寝る」ことが大切という思いは変わりません。

そのうちまた、私は私の身体のご報告をしたく思っています。待っていてね。

お気づきのように人には「縮まり体《たい》」（いわゆる冷え性）と「ゆるみ体《たい》」があるようです。それは、人の体を動かす「くせ」の違いです。手をにぎりしめるか、広げるかの違いです。ゆるみ体であれば、一つのことにこだわる力がほどけてきます。ほどける力はゆるるめる波動を作ります。原発などのほうへは関心が向かない心を作ります。私の差し歯は今に全部とれて楽になると確信しています。

昔から「果報は寝て待て」「待てば海路の日和あり」「寝る子は育つ」「人は立ってから病気ができた」という言葉があります。昔の人の言葉を聞きましょう。

前作では、私が読んだたくさんの本を紹介しています。先輩方の本や体験談は大変参考になりますので、ぜひみなさん、もっと読書をすることをおすすめします。世の中は不思議でいっぱい。「かまいたち」などという現象知っていますか？

この本のどこかであなたがなるほどと思ってくだされればうれしいです。また、反論もくだされば大変うれしく思います。そして身のまわりの様々な本を参考にしながら宇宙の中で一緒に糸をほどきましょう！　宇宙とはもっともっと広く全体的なものです。私たちは何も急いであわてることはないのです。

俳句の春の季語に糸遊という言葉があります。春の野原で空を見上げ、胸やお腹をぽかぽかあたため、身体をゆすり、地面にうつぶせに。春の地面の音を聴きながら、亀さんみたいに甲羅《こうら》干し！

2019年4月

土手の向こうに富士を見ながら

著者プロフィール

常泉 房子（つねいずみ ふさこ）

1942年　東京都に生まれる。幼い頃より人の身体が気になる
1960年　東京都立小山台高等学校卒業
1980年　保険会社勤務（～1995年）
1996年　東京療術学院卒業。すぐに開業などはせず、お年寄りの集まりで整体を行う。友人から鍼治療をすすめられ、時々通うようになる
1998年　自動車事故を起こす。そこでしばらく同じく鍼治療院に通院する方々に整体を行う。この頃、とある病院にて診察を受ける
2000年頃～　自宅にて、人伝にいらっしゃる方に整体を行う（月に５、６人くらい）。事あるごとに代替治療、予防医学の大切さを思う
2003年　地元の公民館にて「体話会」を開始（現在休止中）
北本市の市民大学で講師をしている。
著書に『もっと身体と話をしよう　Health for Everybody』（2002年、改訂版2015年）、『もっと身体にありがとう！　０歳からの身体論』（2008年）がある。

本文イラスト：やざわさわこ

身体をゆるめて、のんびり生きようね

2019年６月15日　初版第１刷発行

著　者　常泉 房子
発行者　瓜谷 綱延
発行所　株式会社文芸社
〒160-0022　東京都新宿区新宿１－10－１
電話　03-5369-3060（代表）
03-5369-2299（販売）

印刷所　株式会社フクイン

ISBN978-4-286-19014-3